临床疼痛性疾病诊断基础

LINCHUANG TENGTONGXING JIBING ZHENDUAN JICHU

主　编　师存伟
副主编　汪明辉　祁学萍　蔡桂花

西安交通大学出版社
XI'AN JIAOTONG UNIVERSITY PRESS
国家一级出版社
全国百佳图书出版单位

图书在版编目(CIP)数据

临床疼痛性疾病诊断基础 / 师存伟主编. —西安：西安交通
大学出版社，2022.6
　ISBN 978 - 7 - 5693 - 2094 - 7

　Ⅰ. ①临… 　Ⅱ. ①师… 　Ⅲ. ①疼痛-诊断 　Ⅳ. ①R441.1

中国版本图书馆 CIP 数据核字(2021)第 013125 号

书　　名	临床疼痛性疾病诊断基础	
主　　编	师存伟	
责任编辑	赵丹青	
责任校对	秦金霞	

出版发行	西安交通大学出版社	
	(西安市兴庆南路 1 号　邮政编码 710048)	
网　　址	http://www. xjtupress. com	
电　　话	(029)82668357　82667874(市场营销中心)	
	(029)82668315(总编办)	
传　　真	(029)82668280	
印　　刷	陕西金德佳印务有限公司	

开　　本	720mm×1000mm　1/16　**印张** 9.75　**字数** 171 千字
版次印次	2022 年 6 月第 1 版　　2022 年 6 月第 1 次印刷
书　　号	ISBN 978 - 7 - 5693 - 2094 - 7
定　　价	68.00 元

如发现印装质量问题，请与本社市场营销中心联系、调换。
订购热线：(029)82665248
投稿热线：(029)82668803　(029)82668805
读者信箱：med _ xjup@163.com

版权所有　侵权必究

主编简介

师存伟 主任医师，教授，硕士研究生指导老师，青海大学附属医院疼痛科主任。2016年被评为青海大学"十二五"优秀科技工作者，2018年被评为青海省高层次卫生骨干人才。现担任学术职务：中国抗癌协会第四届肿瘤麻醉与镇痛专业委员会常务委员、中国老年保健协会疼痛病学分会常务委员、中国医师协会疼痛医师专业委员会委员、青海省抗癌协会肿瘤麻醉与镇痛专业委员会主任委员、青海省医学会疼痛学分会副主任委员、青海省抗癌协会成员、《中华疼痛学杂志》编委、中国研究型医院学会冲击波医学专业委员会委员、中华医学会疼痛学分会第七届委员会口腔颌面疼痛学组组员、中国药物滥用防治协会精麻药品合理使用分会委员、中华中医药学会外治分会委员会委员。

前　　言

随着我国经济社会的发展，特别是老龄化社会的到来，各类疼痛性疾病患者日益增多。为了适应这种变化，就需要培养更多优秀的疼痛科医生，担负起为各类疼痛性疾病患者解除痛苦的重任，还这些患者一个舒适的工作、生活状态，为构建和谐家庭和和谐社会做出贡献。

目前疼痛专业在行业内发展迅速，为广大受各类疼痛困扰的患者带来了更多的治愈希望。但在疼痛专业发展过程中，因过度注重各类影像学检查和治疗方法，而对患者的基本查体等基础性操作有所忽略；另外，从事疼痛专业的医生有许多是既往从事麻醉、针灸、理疗等工作的医生转换专业进入疼痛领域工作的，这就注定了医生的专业知识和对疼痛专业理解的差异性，因而有必要对疼痛知识，特别是对临床基本查体需要进行梳理以加强医生对其的认识。

本书从解剖、临床表现、查体、诊断、鉴别诊断等方面对疼痛科临床常见病进行了较为详实的阐述。疼痛科临床基本检查法是最重要、最基础的检查方法，也是疼痛性疾病诊断、治疗、判断预后和疗效比较的基础。在广大农村或基层医院医疗设备不全或缺少其他检查手段的情况下，临床基本检查方法对临床疼痛性疾病的诊治尤为重要，对疼痛性疾病的早期诊断、及时处理意义重大。

目前，国内外有关疼痛专业的书籍很多，但专门介绍临床疼痛性疾病基础知识的书籍尚少。本书根据作者多年的临床经验，在归纳总结的基础上，进行了补充、完善，编写而成。本书能够帮助广大从事疼痛专业的医生更好地掌握临床基本检查方法，更好地服务患者、服务社会。同时，本书也可供其他专业医生和医学生参考使用。

由于作者理论水平和临床经验有限，搜集的资料不够全面，书中难免有疏漏和不足之处，望广大同仁们批评指正。

师存伟

2021 年 7 月 20 日晚

目　　录

第一章 疼痛性疾病临床检查概论

在目前医疗环境发生重大变化的背景下，特别是在各类检验学和影像学技术发展突飞猛进的今天，许多临床医生对临床查体明显忽视，不注重临床查体又导致医生临床诊断与鉴别诊断能力明显弱化，综合判断能力不足，进而在疼痛治疗中带来不必要的风险。基于此，本章主要介绍疼痛科临床常见基础疾病的体格检查、诊断等。

首先必须要强调病历的重要性。病历是患者主诉、病史、临床表现、检查、诊断、治疗的详尽记录，也是总结临床经验、进行医学科学研究的宝贵资料。病历的内容既要详细、准确、精练，又要语言通顺。特别是电子病历，一定要避免复制粘贴，反映出病历的个体化。医生写出的病历既反映医疗质量，也反映工作作风，应认真做好这项工作。现在许多医疗单位使用结构化电子病历，这为临床医生书写病历提供了一个更科学、更个体化的记载方式，但这绝不是纸质病历的简单电子化。

第一节 疼痛性疾病临床病史采集

首先疼痛科的患者可能来自临床各科，如骨科、神经内科等，病历中一定要记载清楚患者的就诊经历、院外的治疗情况、家族遗传病史、药物不良反应史、疼痛评分、药物过敏史、有无晕针史等。

另外，患者的病情变化，一定要记录在病历中，在一次治疗完成后应及时进行再一次的动态评估，尤其是难治性癌症患者，更要注意对其进行精细化的动态评估，把评估情况及时记录在病历中。

一、一般资料

认真填写患者的姓名、性别、年龄、职业、籍贯、居住地址（应具体到街区、小区、门牌号等）、联系方式，以方便随访。特别是患者年龄、性别和职业（工种），对诊断和治疗有很重要的意义。如老年人患带状疱疹后易出现后遗神经痛，搬运工、农民等易患腰椎疾患，长期伏案工作者易患颈椎病等。

所以，一般资料的详细记录很重要。

二、主诉

疼痛科患者主诉用于记录患者某个部位（或全身）的主要疼痛（不适）症状和持续时间，是对疼痛性病史最简练的概括。主诉应包括疼痛的性质、特点、持续时间等。主诉既能提示医生检查的方向，也是寻找病源的依据。

三、现病史

采集疼痛科患者的现病史，医生必须要有疼痛科疾病的基本理论知识和丰富的临床经验及灵活的临床思维能力，通过有条理的临床鉴别做出正确的诊断。现病史应详细记录疾病发生的时间、经过、现状，以及诱发因素与疾病的关系。一般应从以下五个方向进行采集。

1. 疼痛的病因

疼痛发生过程中有无明显的诱因。如有无明显外伤、有无慢性劳损过程、有无糖尿病史、有无身心疾病、有无慢性炎症、有无肿瘤及手术史等。

2. 疼痛的部位

发生此次疼痛的原因是什么，疼痛主要表现在哪个部位，另外还牵涉哪些位置。以上信息对于是否进行疼痛治疗或对判断进行何种疼痛治疗有决定性意义。

3. 疼痛的组织与器官

疼痛症状的出现主要是由哪个解剖器官的疾患所致。

4. 疼痛的类型及特征

确定是急性疼痛还是慢性疼痛，慢性疼痛性疾病是疼痛科的主要诊疗范围之一。不同疾病具有不同的疼痛特点，如皮肤受伤所致疼痛是局限的；韧带骨膜等深部软组织受伤，疼痛范围较广泛而深在，常先出现疼痛而后发生肿胀；有炎症时肿胀和疼痛同时发生；患肿瘤时往往是先有肿物而后逐渐出现疼痛，疼痛呈胀痛或钝痛；与负重、局部供血不足有关的疼痛呈间歇痛；椎管内病变，如椎间盘突出症等，疼痛常于咳嗽、用力大小便时加重。疼痛特征：①是酸胀痛、刺痛、刀割痛、烧灼痛、麻痛还是放射痛等；②疼痛为持续性还是间歇性，在何种因素作用下会加重或减轻；③疼痛与休息、劳动、一天之早晚及气候的关系；④疼痛持续的时间；⑤有无感觉障碍及营养变化情况；⑥有无大小便障碍；⑦有无肌力的改变。

5. 疼痛的强度

疼痛对睡眠的影响，疼痛的程度（NRS、VAS 评分情况）。一般情况下，影响睡眠的疼痛评分在 4 分以上。需要强调的是，疼痛评分是一综合评分，不仅单纯反映疼痛强度，还是患者心理、情绪、躯体不适等综合情况的反映。

四、既往史

既往史中，除了询问患者籍贯、居住地、发育成长情况、过去曾患何种疾病、是否有手术史、日常生活习惯等，也要特别注意询问以下几方面情况。

（1）外伤史：何时受过何种外伤，具体的处理情况，有无后遗症，有无外伤诱发椎间盘突出症等。

（2）慢性病史：包括慢性炎症性疾病及其他颈肩腰腿痛病史，有无三叉神经痛等病史。

（3）肿瘤病史：需特别注意无明显诱因出现疼痛的病例，注意其骨骼本身有无肿瘤的可能，还要注意其是否患有其他肿瘤，如肺癌、甲状腺癌、乳腺癌等，是否有骨转移等。

（4）其他病史：是否有神经系统疾病，是否有（如带状疱疹等）皮肤病史等。

五、个人史

个人史主要了解患者既往和现在所从事的职业，了解患者当时的生理状态及生活习惯等。对个别患者需了解其有无精神病、夜间睡眠情况、出生时有无用产钳助产、预防接种史；对于女性患者，有时还应询问月经史、妊娠分娩史等。

六、家族史

需特别注意询问患者家族中有无风湿病、高血压、肿瘤等家族史。

第二节 疼痛性疾病临床查体

查体是通过患者的客观体征以判断其疼痛的原因的过程，并可以了解疼痛的程度和性质。需要强调：检查务必认真仔细，避免误诊、漏诊而延误治疗。检查要有整体观念，不可只注意局部或某一个肢体，要在全身一般检查的基础上，有重点地、系统全面地进行检查，以免漏诊。如患者一侧胸壁部有针刺样疼痛感，皮肤疼痛呈敏化表现，但无皮疹，此时要反复与疼痛部位周围进行浅表感觉的对比，以得出正确诊断，进行合理的治疗。检查时要与正常的解剖和正常的主动、被动活动对比观察，通常使用与健侧对比法。检查要从病变以外的区域开始，先检查健肢或症状较轻的肢体，对小儿患者更应如此。检查时要注意室温，尽量充分暴露受检查部位，检查女性患者时应由女护士陪同。

与疼痛科相关的检查如下所述。

一、视诊

（一）一般性视诊检查

应对患者的各种不同体位进行视诊检查。观察患者表情、面容、发育、营养状况、体型。观察患者前面、侧面、后面、端坐、站立、行走、仰卧位、俯卧位、侧卧位体征及其他各种动作，如坐起、穿衣、脱袜、解扣、系扣等。仔细观察患者躯干和四肢的姿势、轴线，以及步态有无跛行、是否扶拐、行动时是否需要帮扶等。

（二）步态检查

步态是指患者走路的姿势、步伐的形态等。步态不仅说明其下肢是否正常，也反映全身运动是否协调。所以步态与患者运动系统、神经系统以及血管系统等均有密切关系。

一般认为，步态检查内容包括：①步行路线，是呈直线或偏斜；②步行角度，即足印与步行路线之间的夹角，正常人约为15°；③步行宽度，即足印的足跟内缘与步行路线之间的距离；④步行长度，即同一足前后两足印的后跟之间的距离。

1. 下肢疼痛所致步态异常

骨盆或下肢力学结构改变，如下肢不等长，髋、膝、踝关节屈曲位强直、脱位、畸形及骨质疾患等可致步态异常。

2. 肌肉疾患所致步态异常

肌肉疾患，如进行性肌营养不良、重症肌无力，或下肢局部肌肉外伤、炎症、疼痛等，可致步态异常。

3. 腰椎源性下肢痛所致步态异常

如腰椎管狭窄症患者每行500米左右，腰部及下肢放射痛加重，患者被迫取蹲位或坐位行短暂休息，然后再走，行程越来越短，休息次数越来越多，但坐车、骑自行车时可无症状。此类患者以老年人居多。

4. 感觉性共济失调步态

感觉性共济失调步态为走路时总是两眼注视地面，步行宽度过大，步行长度不一，举足过高，整个足底同时踏地，步态蹒跚，左右摇晃。若闭眼或在较暗环境中，则步态更加不稳，甚至跌倒。脊髓后索或其他部位本体感觉传导障碍者，如多发性神经炎患者，因走路有踩棉花感，不知深浅，而出现此种步态。

5. 小脑性共济失调步态

小脑性共济失调步态又称运动性共济失调步态、醉汉步态或横行步态。因患小脑疾病使四肢肌张力减低，或因前庭系统疾患使躯干运动失调，患者步行时辨距不准，跨步时步伐大、步距宽，举足探步漂浮不定，左右摇摆，蹒跚而行，形如醉汉。患者明知步伐错误，却又无法矫正。

6. 血管源性步态

血栓闭塞性脉管炎局部缺血期的患者，每行 500 米左右小腿与足底即感酸胀样疼痛，以致被迫休息。此类患者主要表现为患侧疼痛，症状与年龄无直接相关性。

(三)患部情况

患部情况包括眼结膜有无充血，口眼有无歪斜，患部有无肌肉萎缩、肌肉抽搐、肿胀、静脉曲张、脱毛、色素沉着斑，皮肤色泽有无改变等。

二、触诊

触诊主要观察以下方面。

(1)有无压痛。检查压痛的方法为先让患者指明疼痛的部位和范围，然后检查者用拇指指腹做按压动作，检查有无压痛。按压一般由外围健康组织逐渐向痛点中心移动，应由浅入深、由轻而重地进行按压，切勿使用暴力。要注意分析压痛反应的部位、深度、范围、程度和性质。大多数疼痛都有压痛点，若病灶表浅，压痛点很容易找到；若病灶深在，可有叩击痛。根据压痛情况可判断病变的解剖层次，如轻压肱骨外上髁有明显疼痛者，要先考虑网球肘，而不是肘关节本身的病变；如用手掌施加一定力量于脊椎有疼痛者，可能是椎体或小关节疾病及骨质疏松症等。常见的椎管外软组织压痛点的分布见图 1-1。

(2)有无局限性轻擦痛。如有颜面部局限性轻擦痛则提示三叉神经痛；结合病史，身体一侧某部位出现局限性轻擦痛不能排除无疹型带状疱疹或带状疱疹后遗神经痛等。

(3)有无包块及包块的部位、大小、硬度、活动度、边界、波动感、搏动感、震颤，有无痛性结节，与邻近组织的关系等。如腰腿痛患者在腰部和臀部可触及条索状痛性结节，可大可小，有移动感。腕背部及足背部的腱鞘囊肿触压时质硬。出现狭窄性腱鞘炎时，可触及痛性结节，此结节处也是行小针刀等治疗时的入刀处。区别这些结节性质的目的：如确定为疼痛科疾病，则依照疼痛性疾病的诊疗方式进行相关治疗，如非疼痛科治疗范围，则转至其他相关科室处理。

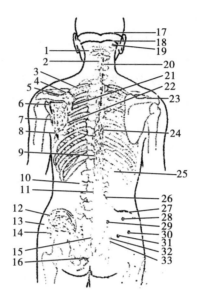

1.C₁横突；2.C₃棘突；3.前斜角肌；4.肩胛提肌；5.冈上肌；6.冈下肌；7.小圆肌；8.大圆肌；9.T₁₀棘突；10.L₂横突；11.L₂棘突；12.臀中肌；13.臀小肌；14.阔筋膜张肌；15.骶中间嵴；16.股内收肌群；17.上项线；18.下项线；19.寰枕间隙；20.项部肌肉；21.小菱形肌；22.大菱形肌；23.斜方肌；24.背伸肌群（椎板部位）；25.第12肋骨下缘肌群（椎板部位）；25.第12肋骨下缘；26.腰部深层肌；27.髂嵴；28.臀上皮神经；29.髂后上棘；30.髂胫束；31.臀上神经；32.坐骨大孔上缘；33.坐骨神经梨状肌下缘出口处

图1-1 常见的椎管外软组织病变压痛点

（4）有无凹陷性水肿，局部皮肤的温度、湿度、硬度、弹性。对于局限性顽固性癌痛患者和会阴痛患者除检查以上项目外，还要检查局部皮肤的光泽度及局部皮肤有无疼痛敏化现象。

三、叩诊

（1）Tinel征阳性。如臂丛神经损伤时，在前中斜角肌间隙、锁骨上部叩击可出现Tinel征阳性；腓总神经损伤等时，在腓骨小头部叩击出现Tinel征阳性。这对判断腓总神经损伤部位有很大帮助。

（2）纵向叩击痛。（除外骨折）考虑为髋关节病变、髋关节周围组织病变或股骨头坏死时，检查者可握拳沿下肢轴线方向叩击患者足跟部位，如在相应部位出现疼痛即为阳性。

（3）"击顶"试验。检查者左（右）手掌自头顶部固定患者头部，右（左）手握拳轻轻叩击患者头顶部固定的左（右）手背，如出现颈部疼痛或有肩臂部放射痛即为阳性。击顶试验阳性多见于颈椎病或颈椎损伤。

四、听诊

听诊的内容如下所述。

（1）关节活动时的响声：正常关节可有生理性关节响声，但无症状。若关节内和邻近组织产生不正常响声并伴有相应的临床症状，则应视为异常响声而引起注意。如半月板、盘状软骨破裂时，会发出一两声清脆的响声；患髌骨软化症时可发出碾米样响声；患膝关节慢性滑膜炎可有捻发样响声；伸屈髋关节时，阔筋膜张肌在股骨大粗隆部前后滑动引起弹响，通常谓之"弹响髋"；患神经性关节炎时可有持续性的搅砂样擦音，而无丝毫疼痛感觉；患颞下颌关节炎时，患者活动颞颌关节时可听到弹响声。

（2）肌腱摩擦音：最常见于屈肌腱狭窄性腱鞘炎，手指伸或屈时皆可听到一声清脆的响声，称为"弹响指"或"扳机指"。肌腱摩擦感多发生在手部，患掌部手指屈肌腱腱鞘炎时，摩擦感最为显著。

（3）肢体的血流杂音：若患动脉瘤、动脉瘘、骨肉瘤、血管瘤等疾病，可于局部听到血流杂音，并可用手触到震颤感。

五、关节功能检查

疼痛科关节功能检查一方面是了解诸多因素导致的关节疼痛而致的活动受限情况，另一方面是用以确定治疗方案，以改善关节的疼痛状况和功能。

检查时，应先注意区分主动活动与被动活动。若为神经肌肉系统疾患，主动活动受限，而被动活动不受限；若关节僵直，主、被动活动均受限。被动活动受限范围一般都大于主动活动受限范围。一般先检查主动活动后再检查被动活动。在临床上，测量脊柱各向活动角度（图1-2）对诊断有很重要的意义。

六、肌肉运动功能的检查

（一）肌容积的检查

肌容积比正常人或健侧及受伤之前缩小为肌萎缩，检查以视诊为主。肌萎缩常分为以下几种：①下运动神经元损伤或疾病继发的肌萎缩；②失用性肌萎缩，如肢体长期用石膏等固定致缺乏功能锻炼所致；③骨关节病导致关节活动障碍而继发的肌萎缩。④颈椎病(神经根型、脊髓型)导致的患者手部肌肉，即大、小鱼际肌或骨间肌，出现的萎缩等。

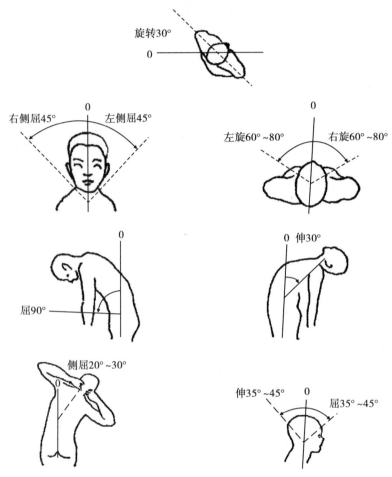

图 1-2　脊柱各向活动角度

(二)肌张力的检查

肢体处于平卧、静止、完全放松时肌肉所保持的紧张度为肌张力。检查时需观察并触摸肌肉的张力情况。肌张力减低时，表现为肌肉不能保持正常外形，触诊时松软无弹力，被动活动时阻力减少或消失。如关节活动幅度增大，常见于脊髓反射弧损害、小脑疾患、低钾血症、肌肉疾患及深度昏迷等。肌张力增高时，肌肉坚硬，被动活动时阻力加大，关节活动幅度减小。锥体束损害可引起肌张力增高，呈折刀式；锥体外系损害可引起屈肌与伸肌肌张力均增高，称为肌强直。将患侧上肢被动举高，然后使其自然下落，肢体软若鞭，则为肌张力下降。两侧肢体对比时，一般在高处停留时间较久且后落下的肢体为肌张力增高的一侧。可用同样方法检查下肢肌张力。部分脊髓型颈椎病患者上肢肌张力低下，而下肢肌张力增高，其原因是脊髓颈膨大附近前角细胞受损，引起上肢某些肌肉张力降低，同时颈段锥体束受损引起下肢肌张力不同程度的增高。

（三）肌力的检查

肌力是患者在主动活动时肌肉收缩的力量。检查的目的在于判断下运动神经元或肌肉损害的程度、范围及其分布的情况。一般仅检查主要的肌肉或肌群，对于四肢应从远端向近端逐个关节进行检查，同时要注意运动的速度、幅度和耐久性。检查方法为让患者主动用力做指定动作，然后医生给予适当拮抗以测试肌力大小，同时可触摸该肌肉收缩的情况，并注意有无其他肌肉代偿。检查时注意观察患肢活动有无肌力减弱或瘫痪。肌力的检查分级标准如表1-1所示。

表1-1　肌力的检查分级标准

级数	标记	检查表现
0级	全无	完全麻痹，肌肉无收缩，关节位置不改变
1级	微弱	有微弱的肌收缩，但不能移动关节
2级	不良	无地心吸引力，能移动关节
3级	尚可	抗地心吸引力（肢体重力）时，能移动关节
4级	良好	加阻力时，尚有相当的运动力量
5级	正常	正常肌力

七、神经系统的检查

（一）感觉的检查

感觉包括浅感觉（痛觉、温度觉、触觉）和深感觉（关节位置觉、震动觉），疼痛科临床以痛觉检查为首，且最常用。在深、浅感觉检查正常的情况下，若有需要再检查综合感觉（包括皮肤定位觉、二点辨别觉、图形觉等）。检查结果应明确感觉障碍的程度（如减退、消失、过敏）、性质及其范围，核准后应做出详细记录或图示，以帮助分析、判断损害神经节段的定位，有利于后续的观察比较。

（二）反射的检查

反射包括生理反射，即深反射（肱二头肌反射、肱三头肌反射、桡骨膜反射、膝腱反射、跟腱反射)与浅反射(腹壁反射、提睾反射、肛门反射、正常跖反射)(表1-2),以及病理反射(霍夫曼征、巴宾斯基征、奥本海姆征等),见表1-3。

表 1-2　浅反射

反射	检查方法	反应表现	相关肌肉	神经	节段定位
上腹壁反射	迅速轻划左右上腹部皮肤	上腹壁收缩	腹横肌	肋间神经	$T_7 \sim T_8$
中腹壁反射	迅速轻划左右中腹部皮肤	中腹壁收缩	腹斜肌	肋间神经	$T_9 \sim T_{10}$
下腹壁反射	迅速轻划左右下腹部皮肤	下腹壁收缩	腹直肌	肋间神经	$T_{11} \sim T_{12}$
提睾反射	迅速轻划大腿内上侧皮肤	睾丸上提	提睾肌	生殖股神经	$L_1 \sim L_2$
肛门反射	轻划肛门周围皮肤	括约肌收缩	肛门括约肌	肛尾神经	$S_4 \sim S_5$
肱二头肌反射	叩击肱二头肌腱	肘关节屈曲	肱二头肌	肌皮神经	$C_5 \sim C_6$
肱三头肌反射	叩击肱三头肌腱	肘关节伸展	肱三头肌	桡神经	$C_6 \sim C_7$
膝腱反射	叩击髌骨下股四头肌腱	膝关节伸直	股四头肌	股神经	$L_2 \sim L_4$
跟腱反射	叩击跟腱	足向跖面屈曲	腓肠肌	坐骨神经	$S_1 \sim S_2$
正常跖反射	轻划足底外侧	足向跖面屈曲	屈趾肌等	坐骨神经	$S_1 \sim S_2$

表 1-3　病理反射

反射	检查法	反应
霍夫曼征	快速弹压被夹住的中指指甲	拇指及其他各指快速屈曲为阳性
巴宾斯基征	用钝针尖自后向前轻划足底外缘	趾背伸,其他各趾呈扇状散开为阳性
髌阵挛	用力向下猛推髌骨上缘	股四头肌发生节律性收缩为阳性
踝阵挛	一手托膝、一手轻握足前部,阵发性用力做足背屈动作	足部规律性抖动为阳性

(三)周围神经的检查

许多疼痛性疾病与周围神经损伤有关，为了便于理解，将脊髓节段与椎体序列的关系如下图1-3、1-4所示列出。

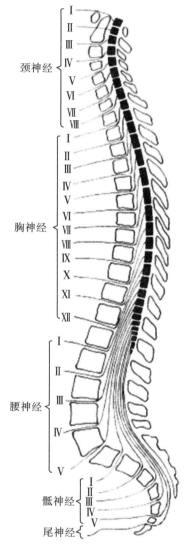

图1-3　脊髓节段与椎体序列的关系

1. 脊神经根损伤或病变

脊神经根损伤或病变常为多发，往往双侧同时受累，前后根均可受累。

(1)后根损害：后根为感觉神经支，完全损害时，其支配的躯体部位出现深、浅感觉消失；部分损害时，其支配的躯体部位出现根性神经痛。

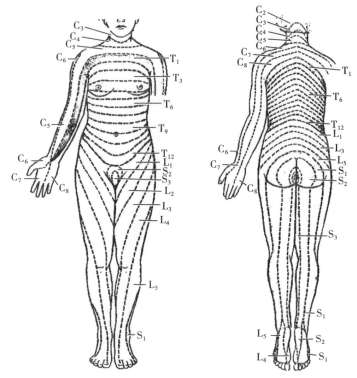

图 1-4 脊髓节段性皮肤感觉区

（2）前根损害：前根为运动神经支，完全损害时，其支配的肢体呈下运动神经元瘫痪；部分损害时，出现肌纤维束震颤。

（3）脊神经后根神经节损害：其支配的体表部位出现感觉障碍，如**自发性疼痛**，感觉减退或过敏并伴发带状疱疹。

2. 周围神经干损伤的表现

（1）神经干损伤后其支配的肢体部位同时出现感觉、运动、反射及自主神经症状。

（2）皮神经损害后，在其感觉分布区出现浅感觉障碍，而深感觉正常。

3. 周围神经损伤的表现

周围神经损伤引起自主神经关联性损害可出现一系列的组织营养吸收障碍、血管异常与腺体分泌障碍等，具体表现如下所述。

（1）局部无汗。

（2）皮脂腺不分泌，造成皮肤干燥、粗糙、脱屑。

（3）毛发过多或脱落。

（4）指甲变厚而脆，起嵴（横嵴居多），变形，甲沟有上皮增生。

（5）血管舒缩障碍，肢体苍白，或有花斑。

（6）皮肤变薄而亮，或有水肿，严重者可出现局部神经营养性溃疡。

（7）神经不完全损伤，或神经受刺激，则可出现皮肤潮红、多汗、瘀血或灼痛。

附　上、下运动神经元损害的鉴别

一般情况下上运动神经元损害（病变在大脑皮质运动区或锥体束）患者可出现痉挛性瘫痪，下运动神经元损害（脊髓前角细胞或脊神经的破坏性病变）患者可出现弛缓性瘫痪。痉挛性瘫痪又可分为伸直型和屈曲型两种。受到刺激后，双下肢呈髋膝关节伸直，踝关节呈跖屈位，即为伸直型；若髋膝关节屈曲、踝背屈，则为屈曲型。上、下运动神经元损害体征鉴别如表 1－4 所示。

表 1－4　上、下运动神经元损害体征鉴别

项目	上运动神经元（中枢性瘫痪）	下运动神经元（周围性瘫痪）
瘫痪程度	不完全	完全
瘫痪性质	以肢体为主	以肌肉为主
肌张力	亢进	减退或消失
深反射	亢进	减退或消失
浅反射	减退或消失	存在
病理反射	有	无
伴随运动	有	无
肌萎缩情况	无或轻微	明显
肌纤维颤动	无	出现在运动神经核或前角损害时
肌电反应	无变性反应	有变性反应
自主神经症状	轻微	显著

八、血液循环的检查

检查肢体血液循环是否良好，主要检查动脉血管和静脉血管是否通畅、组织供血是否充足、有无缺血表现、有无水肿。

（一）动脉的检查

1. 动脉的搏动

若局部动脉搏动消失，说明其近心端有阻塞、压迫或破裂出血。若动脉

破裂,局部迅速出现肿胀。若动脉搏动存在,但肿胀迅速发生,可能是动脉的分支破裂、受压或阻塞,或静脉干破裂出血。若肢体动脉搏动消失,其近心端某处有一搏动性肿物并有震颤感,可能为动脉瘤。微循环再充盈试验:以一指压迫皮肤片刻,使皮肤发白,放手后立即再充盈而转红。正常情况下由白转红的时间极快(约 2 秒),若转红时间显著延长,说明末梢循环障碍。休克、肢体局部动脉阻塞可见微循环再充盈不良。

2. 肢体皮肤温度

一般用手测皮肤温度来判断肢体动脉或静脉阻塞以及末梢循环状态,检查时须两侧对称部位做对比测量。以指背面触诊:在两侧肢体同等部位来回触诊数次,感知其肢体冷暖。动脉功能不全时,患肢较冷;末梢循环衰竭时,其肢端厥冷;局部静脉阻塞时,患肢较暖。目前使用热成像仪测皮肤温度更准确。

3. 肢体功能

若肢体因动脉干阻塞、狭窄,动静脉瘘,动脉瘤等引起肢体远端缺血,则可出现肢体缺血部位的皮肤厥冷、苍白、麻木、运动障碍、肌肉萎缩或痉挛,甚至发生溃疡或坏死。

(二)静脉的检查

静脉的检查以视诊为主,观察静脉有无萎陷、扩张或怒张等异常表现,可通过指(肢)端是否肿胀等来判断静脉回流有无受阻现象。

第三节　影像学与超声学在疼痛科临床中的应用

随着科学技术的发展,各种医学影像新技术不断涌现,特别是伴随着计算机技术的进步,计算机 X 线摄影、计算机体层摄影(CT)、磁共振成像(MRI)、超声成像(USG)等现代医学影像技术已经取得了长足发展和许多技术突破,临床应用范围不断扩大,已成为现代医学发展最快的领域之一。因此,深入了解目前主要的医学影像技术,并对其进行探讨和分析,对于提高疼痛界医学影像技术的临床应用水平和诊断水平具有重要的现实意义。医学影像诊断中的主要技术手段有以下几种。

一、计算机 X 线摄影

(一)X 线摄影的原理

X 线摄影的原理是首先用影像板接收透过人体的 X 线潜影,再利用激光扫描机对影像板进行扫描，最后通过数据转换器将扫描信号转换为显示图像。相较于传统 X 线摄影，计算机 X 线摄影的优点主要有：①大幅减少了被检查者所接受的 X 线剂量。②通过一次摄影可以收集多层次信息。③由于曝光宽、容度大以及密度动态范围大，所以可在摄影过量或不足的情况下依然显示较清晰的图像。

（二）以颈椎病、腰椎间盘突出症等患者的 X 线片为例，了解疼痛科常见疾病的 X 线片征象

1. 颈椎病

颈椎的节段示意如图 1-5 所示。

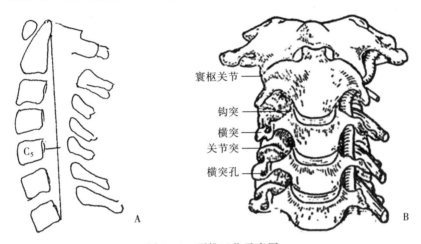

图 1-5　颈椎正位示意图

为了较全面了解患者情况，对颈椎摄片要求摄正位片、侧位片、左斜位片、右斜位片及张口正位片。腰椎可不拍摄张口位片。对疑有颈椎、腰椎不稳的患者，需加摄颈椎或腰椎的过屈及过伸位片。要从正位片详细观察椎体各结构有无异常，棘突是否居中、椎间隙有无狭窄、椎间隙两侧是否对称、有无颈肋、横突是否过长、有无隐性脊柱裂和先天性畸形等。拍摄颈椎侧位片时要求患者的两眼向前平视，以便显示第 7 颈椎。通过侧位片可显示脊柱的生理曲度、椎间隙的宽窄，观察椎体前阴影，测量椎管的矢状径。若韧带有钙化、椎体有骨质增生，侧位片的显示最清楚。通过侧位片也可观察有无颅底凹陷、融椎等先天性畸形存在。过伸过屈位的动力性侧位片，可提示脊柱有无不稳定因素存在。若患者仰卧，头略垫高，然后患侧离台面 45°，称前后斜位；若患者俯卧，健侧抬高 45°，称后前斜位。前者因头抬高，放大率较多。一般要求摄左、右斜位片各一张，可显示第 3 颈椎以下椎间孔形状。

颈椎张口位检查主要显示第 1~2 颈椎结构，须将球管中心线通过张开的口投照，以避开下颌骨及牙齿的遮挡。

通过影像学及其他方面的检查，可观察到如下情况。

（1）一般骨质情况：X线片上见到脊柱某些节段的椎体上下缘有不同程度的骨质增生，一般称这种增生为骨刺、骨赘、骨唇。骨刺是X线片上所见的形态变化，实际上这种增生像嘴唇一样突出于椎体的上缘或下缘，故而称骨质唇样增生为好，简称为"骨唇"。骨唇大多发生在椎体的两侧下缘，其次为椎体的后下缘及前下缘，以后上缘最少。发生在椎体前缘及椎体两侧的骨质唇样增生，因其周围无重要神经、血管通过，所以不会引起对神经的压迫症状。椎体后缘突入椎管内的骨唇，在小于3mm以下时也很少会引起对神经的压迫症状。只有在极少数情况下，因椎管内软组织已存在病变致使椎管容积已十分狭小，或椎体后缘的十分显著的骨唇使脊髓或脊神经受压又无退让回避余地时，才会产生对脊髓或神经根的压迫。椎体骨唇样增生是人体退变的一种表现，它常因椎间盘退变、椎间隙变窄而产生。因为该节段主要依靠附着在其上的软组织来维持其稳定性，所以在活动时容易引起这些软组织的损伤。如前纵韧带或后纵韧带损伤，韧带从椎体附着处剥离、部分撕脱下来，在韧带下形成小血肿，随着血肿的钙化、成骨细胞的骨化而逐渐形成椎体的骨质增生（图1-6）。

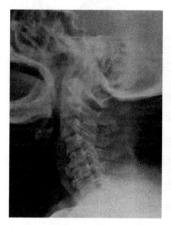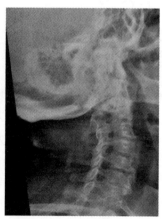

图1-6　颈椎骨质增生及部分椎间隙变窄图示

（2）生理曲度：也称颈椎或腰椎的生理弓。正常人从侧位片上可见颈椎与腰椎都有均匀凸向前的生理弧度。颈椎主要从以下2个方面来观察生理弓的变化。

1）生理弓的形态：当颈椎某节段有病变出现代偿时可出现生理弓变直、反曲、"S"形弯曲（2个弧度）或过度前屈。

2）测量弓顶位置：自齿状突尖至第 7 颈椎椎体后下缘画线，正常生理弓的弓顶应在第 5 颈椎椎体后上缘，见图 1－5A。如果弓顶不在第 5 颈椎，而在第 5 颈椎椎体后上缘以下者，为弓顶下移，或在第 5 颈椎椎体后上缘以上者，为弓顶上移，均提示颈椎某节段有病变存在的可能。椎体后缘至连线之间的距离，为弓顶距离，正常为（12±5）mm，小于 7mm 为生理弓平直，大于 17mm 为生理弓过度前屈。

（3）钩突：正位片钩突呈三角形，钩椎关节宽约 2mm；侧位片钩突呈扇形，占椎体上缘后段的 1/3～1/2；斜位片钩突在椎间孔的前下方。钩突关节退变发生的较早，反映退变也较灵敏，退变涉及的节段、范围也较大，如椎体退变产生的骨唇常涉及 2～3 个椎体，而钩椎关节退变则可能涉及 3～4 个椎体。钩椎关节退变在 X 片上表现为关节间隙变窄（小于 2mm）和钩突的肥大、增生或尖刺状增生。钩椎关节退变两侧常不一致，有的以一侧为重，有的只发生于一侧。两侧钩突关节间隙明显不对称提示该节段颈椎不稳定。

（4）颈项韧带钙化：主要从侧位片上进行观察。以项韧带钙化最多见，多发生在第 5～6 颈椎后方，呈长椭圆形；其次为前纵韧带钙化；再次为棘上和棘间韧带钙化；最后为后纵韧带钙化。显著的后纵韧带钙化，可导致脊髓的受压而产生相应的症状。有时也可见到黄韧带钙化的影像。黄韧带在腰部厚度正常值为 4～6mm，而在颈段仅为 1.5mm。颈黄韧带损伤、钙化多发生在下颈段。

（5）椎间隙变化：椎间隙变化可间接反映椎间盘的变化情况。在 30 岁之后，人体椎间盘逐渐退变、脱水、变窄。因此，X 线片上显示椎间隙变窄就反映了该间隙的椎间盘的退变。颈椎的退变最早发生在第 5～6 颈椎椎间盘上，因此，第 5～6 颈椎椎间隙也最早发现变窄的征象。椎间盘退变或椎间盘吸收时，均可出现椎间隙变窄。先天性变异时，可见椎体分节不全，出现融椎、椎间隙完全或部分消失征象。颈椎骨性椎体为前低后高，而椎间盘则为前宽后窄，因此，颈椎的生理性前凸，是因椎间盘的前宽后窄所形成的。髓核突出，不仅在 X 线片上可见椎间隙变窄，还可在正位片上见左、右间隙不等宽，在侧位片上见椎体后部间隙增宽（厚）。在正常情况下，第 2～3 颈椎、第 3～4 颈椎和第 5～6 颈椎椎间隙大致相等，椎间隙前缘为（3.8±0.5）mm，后缘为（1.9±0.28）mm。第 5～6 颈椎椎间隙较宽，第 6～7 颈椎椎间隙最宽，但第 7 颈椎至第 1 胸椎椎间隙又较窄。

腰椎间盘的厚度在脊柱不同部位有所不同。一般来说，凡运动较多的地方，椎间盘较厚。腰椎间盘前缘的厚度均大于后缘，若出现椎间隙后缘大于前缘提示有髓核突出的可能。正常情况下，个别颈椎棘突也会发生偏歪，因此要结合患者症状和影像学变化，才能确定其临床意义。

（6）颈腰椎旋转：在 X 线片上显示的特点如下。①棘突：偏歪，棘突不在上、下椎骨棘突中心轴线的连线上，而偏向一侧。某一节椎骨的棘突中心点偏离各棘突中心连线≥3mm，表示该节段颈椎有轴向旋转。②椎体：后缘出现双边影。③关节突：出现双突的影像。

以上三个影像出现在某几个节段时才有临床意义，说明这几个节段出现了异常。如果在 X 线片上颈椎或腰椎所有节段的椎体后缘都出现双边，或关节突都出现双突影像，提示摄片时患者身体有移动。

（7）椎间孔：椎间孔是一个短管，在 X 线片上显示为一个"孔"。椎间隙变窄可造成椎间孔宽度变窄。椎间孔前后径变小是钩突增生、关节突增生、关节突关节肥大和椎体滑脱的结果。当钩椎关节增生时，除与正位片相似可见钩椎关节硬化外，还可见增生的边缘向孔内突出，椎间孔呈狭窄或肾形。关节突关节增生时，可自椎间孔后方挤压椎间孔。

（8）关节突关节：上位椎体的下关节突及下位椎体的上关节突构成关节突关节。若此部位发生病变，可见关节间隙模糊、狭窄（＜2mm）和边缘骨刺，关节面粗糙、硬化。关节突关节半脱位多与椎体滑脱并存，侧位片上显示上关节突与上位椎体后缘重叠，关节间隙宽窄不一。

2. 腰椎间盘突出症

腰椎间盘突出症的 X 线片特点为：①腰椎生理前凸变浅或消失，可出现腰椎侧凸。②病变椎间隙变窄，前后等宽或前窄后宽，左右间隙不等。③病变椎间隙的椎体相对缘可有硬化和唇样增生。通过腰椎斜位片可观察椎间孔及上、下关节突的变化和脊椎峡部的情况。若脊椎峡部骨折，其骨折线形状如一哈巴狗脖子戴项链，见图 1-7A～C。正常腰骶椎模式见图 1-7E、D。

3. 双膝关节骨性关节炎

双膝关节骨性关节炎的 X 线片表现为：0 级，正常；Ⅰ级，关节间隙可疑变窄，可能有骨赘；Ⅱ级，有明显的骨赘，关节间隙轻度变窄；Ⅲ级，中等量骨赘，关节间隙变窄较明确，软骨下骨骨质轻度硬化改变，范围较小；Ⅳ级，大量骨赘形成，可波及软骨面，关节间隙明显变窄，硬化改变极为明显，关节肥大及明显畸形。

二、计算机体层摄影（CT）

计算机体层摄影的原理是用 X 线束对人体一定厚度的层面进行扫描，由探测器接收透过该层面的 X 线，转变为可见光后，由光电转换器转变为电信号，再经模拟/数字转换转为数字信号，输入计算机处理。图像形成的处理犹如将选定层面分成若干个体积相同的长方体，称之为体素(voxel)。扫描所得信息经计算而获得每个体素的 X 线衰减系数或吸收系数，再排列成矩阵，即数字矩阵(digital matrix)。数字矩阵可存储于磁盘或光盘中。经数字/模拟转换器(digital/analog converter)把数字矩阵中的每个数字转为由黑到白不等灰度的小方块，即像素(pixel)，并按矩阵排列，即构成 CT 图像，从而形成横断解剖图。目前广泛使用的多层 CT 技术，较传统的 CT 来说，其主要优点：扫描速度比较快；获得的断层或横切面数字图像分辨率比较高；数据采集或扫描的范围比较大等。

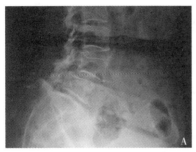

腰4椎体滑脱合并腰5骶1椎间隙变窄DR图　　　　"狗脖子戴项链"现象DR图

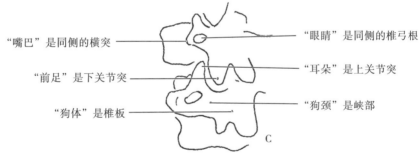

"嘴巴"是同侧的横突　　　　"眼睛"是同侧的椎弓根

"前足"是下关节突　　　　"耳朵"是上关节突

"狗体"是椎板　　　　"狗颈"是峡部

腰椎斜位图示

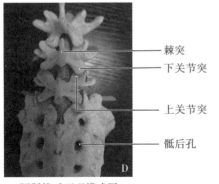

棘突

下关节突

上关节突

骶后孔

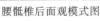

腰骶椎后面观模式图

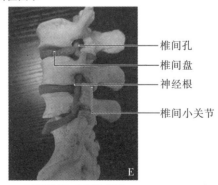

椎间孔

椎间盘

神经根

椎间小关节

腰骶椎侧面观模式图

图 1-7　腰椎间盘突出症图示

在疼痛科常见疾病的诊查中，对椎管内疾病的诊查较为常见，其在 CT 中表现见图 1-8。图 1-8A 可见椎间盘向后和（或）侧方突出，个别可突出至椎间孔或椎间孔外。图 1-8B 可见侧隐窝饱满，神经根淹没，或神经根受突出椎间盘的压迫刺激，水肿变粗。图 1-8C 可见硬膜囊前间隙消失，硬膜囊受压变形。图 1-8D 可见突出的椎间盘内可出现点状和（或）块状高密度影，为椎间盘钙化征象。

现今疼痛科的许多疾病的治疗，包括三叉神经射频治疗、椎间盘等的微创操作等可在 CT 引导下开展，既精准又安全，见图 1-8B～E。

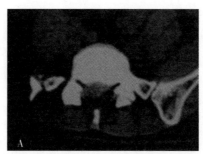

腰椎间盘突出CT影像

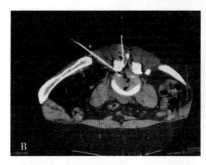

在CT引导下行椎间孔内、外口的穿刺

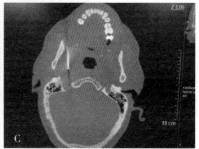

在CT引导下的卵圆孔的穿刺，行三叉神经射频治疗

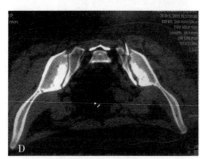

在CT引导下行骶髂关节穿刺

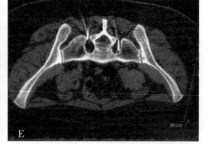

在CT引导下行骶后神经穿刺治疗

图 1-8　腰椎间盘突出的 CT 影像及在 CT 引导下疼痛病案的穿刺治疗图示

三、磁共振成像(MRI)

磁共振成像指利用一类与人体组织具有较大关联性的原子核，在外部磁场作用下产生的核磁共振信号进行成像。其原理是首先让被检查者的患病部位置于静磁场中，并保持长轴与静磁场 Z 方向的平行，再将脉冲射频磁场作用于受检部位，最后利用计算机对输出的共振信号进行处理，从而形成二维断层或三维立体图像。

磁共振检查适合于软骨、肌肉、韧带、椎间盘、脊髓、神经及脂肪组织等部位的检查。为骨与软组织疾病的诊断提供了可靠、安全的检查方法。由于 MRI 对颅脑、脊柱、脊髓及关节病变的诊断价值较高，所以广泛用于疼痛科。

(一)正常脊柱的 MRI 表现

正常脊柱的 MRI 表现，按信号强度递减顺序为脂肪、髓核、骨髓、骨松质、肌肉、脑脊液、纤维环、韧带及骨皮质。用自旋回波序列(spin echo sequence)法检测，脊髓、骨髓、松质骨在 T1 加权成像显示清楚，而韧带、蛛网膜下腔、椎间盘在 T2 加权成像清楚。

(二)椎间盘病变的 MRI 表现

1. 椎体的退变

椎体随年龄的增长而发生退变(图 1-9)，高度逐渐减低。变性椎间盘邻近的椎体部分可呈以下三种类型的信号。①Ⅰ型(纤维组织增加型)：T1 加权成像为低信号，T2 加权成像为高信号。其病理基础为邻近椎体的骨髓中出现血管化的纤维组织，使椎体 T_1、L_2 弛豫时间延长，注射 Gd-DTPA 后局部多有轻中度强化。②Ⅱ型(骨髓组织脂肪增加型)：T1 加权成像为高信号，T2 加权成像为中等信号。其病理基础为邻近椎体中黄骨髓成分明显增多，致使椎体 T1 加权成像显著缩短，T2 加权成像也变短。③Ⅲ型(骨硬化型)：T1 加权成像与 T2 加权成像均表现为低信号。骨质硬化造成椎体 T1 延长，T2 缩短。

2. 椎间盘退变

矢状位可见椎间隙明显狭窄。变性的椎间盘可出现真空现象或钙化。在 T1、T2 加权成像上均表现为低信号。

(1)纤维环破裂征象：放射状的纤维环裂隙代表邻近的纤维层破裂，裂隙方向可垂直或斜向纤维层。完全的放射状纤维环裂隙从髓核延伸至椎间盘的纤维环浅层，而不完全的放射状纤维环裂隙可至内层或外层纤维环之间。

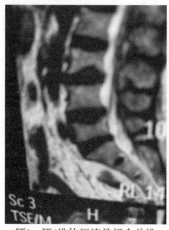
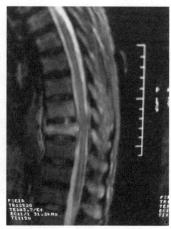

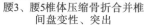

腰3、腰5椎体压缩骨折合并椎　　胸椎转移癌、病理性骨折合并瘤体
间盘变性、突出　　　　　　　　　压迫脊髓

图 1-9　椎间盘病变的 MRI 表现

由于这些裂隙中的水分较正常纤维环高，在 T2 加权成像中，可发现局部增强的信号区(high intensity zone，HIZ)周围被低信号的纤维环纤维包绕。另外，由于裂隙中有新生的血管组织，如果静脉注射 Gd-DTPA 造影剂，它们可被增强。除了放射状的纤维环裂隙，亦有中心和外周的水平状裂隙。

目前，大多数作者认为 MRI T2 加权成像中纤维环中高信号区和注入 Gd-DTPA 后信号增强是确定纤维环放射状裂隙的征象。纤维环破裂是引起椎间盘源性腰痛的重要原因。

(2)椎间盘膨出：纤维环弥漫向周围膨隆，纤维环超出椎体边缘，相应的椎间孔及神经组织无明显受压，称椎间盘膨出。MRI 表现为矢状位变性的椎间盘向后膨出，后方的条状低信号呈凸向后的弧形改变，T2 加权成像比 T1 加权成像更为明显。轴状位表现为边缘光滑的对称性膨出，硬膜囊前缘和两侧椎间孔脂肪光滑、有对称的轻度压迹，椎间盘无局部突出。

(3)椎间盘突出：椎间盘突出的 MRI 表现为突出的髓核为扁平形、圆形、卵圆形或不规则形。T1 加权成像显示突出髓核的信号比脑脊液高，比硬膜外脂肪低，界限分明。T2 加权成像显示突出髓核可表现为高或低信号。信号强度比脑脊液低，比脊髓高，与硬膜囊外脂肪的信号相比略低或略高。突出的髓核与未突出的髓核之间有"蒂"相连，此征象于矢状位显示清晰。突出的腰椎间盘与椎间盘内残留髓核呈蒂状相连，横断面显示有残留通道，具有特征性。若突出的髓核与椎间盘脱离，形成游离的髓核，可离开原来的椎间隙向上、下迁移，形成孤立突出的髓核。游离的髓核为圆形或卵圆形孤立团块，与未突出的髓核之间无联系。脱出或游离的椎间盘碎片组织周围环绕一低信号带。突出的髓核如发生严重的脱水纤维化，可形成一团块。在 SE 序列 T1 加权成像、N(H)加权成像和 T2 加权成像上，其信号强度依次降低。MRI 还可清楚地显示邻近椎间盘的变化及硬膜囊和脊髓受压的状况。几乎所有发生形态改变的椎间盘都有信号的降低。MRI 诊断腰椎间盘突出症的准确率大于 90%。

(三)MRI 的优点

MRI 检查的优点主要有以下几方面。

(1)高对比度：MRI 是具有多参数的成像方法，可使组织影像形成对比，尤其是对软组织的对比度高于 CT，可使关节软骨、肌肉、韧带、椎间盘、半月板等组织成像直接显示。

(2)无骨伪影干扰：为骨与软组织系统疾病的诊断提供了一种可靠且安全的方法。

(3)任意方位断层：在患者体位不变的情况下，通过变换层面选择梯度磁场，进行多维度的人体观察。

(4)无损伤 MRI 能量较低，是一种安全的检查方法。

(四)MRI 缺点

MRI 对肺部的检查弱于 DR 和 CT，对肝脏和胰腺的检查也不如 CT 直观。但 MRI 可在无须使用对比剂的情况下形成血管结构影像，可为诊断提供方便而有效的信息。

(五)MRI 检查禁忌证

MRI 检查的禁忌证如下所述。

(1)装有心脏起搏器、体内有金属异物的患者不能行此检查。

(2)因磁共振检查室不设抢救设施，所以有生命危险的急、危重症患者不能行此检查。

(3)幽闭恐惧症患者不能行此检查。

四、超声成像

近年来可视化操作技术越来越多的应用于疼痛科，使临床上神经阻滞的治疗更便利、安全及可靠。

超声成像是首先利用超声波的声束对人体进行扫描，再对人体器官组织的透射和反射信号进行接收和处理，最后形成人体器官的图像。超声成像技术具有无辐射、无创伤、价格相对低廉等优点。常用的超声成像技术有：A 型(幅度调制型)，以波幅高低来表示反射信号强弱；B 型(辉度调制型)即"B 超"，是以不同亮度的光点来表示反射信号的强弱；C 型，以扫描的方式显示垂直于声束横切面的声像图；D型，根据超声多普勒原理成像；M型（光点扫描型），以代表空间位置的垂直方向和代表时间的水平方向来显示光点的运动曲线图。高频超声成像可用于肿块的良、恶性鉴别，其对乳腺恶性病变和浅表淋巴结良、恶性的判断准确率极高。高频超声还可用于腔内超声检查，即通过导管式微型探头对消化道内的小肿瘤进行精确识别，并且能够诊断出癌肿的侵犯深度、范围及其在周边组织的转移程度，尤其在临床食道肿瘤的可切除性判断上，具有重要参考依据。三维超声成像是在二维超声成像的基础上发展起来的，在临床应用中更具优越性，尤其是在胎儿的畸形诊断方面更加直观、形象，准确性也更高。另外，三维超声成像还可用于生殖医学和围产期的临床观察等方面。

第四节 红外热成像技术在疼痛科临床中的应用

红外热成像图（图1-10）是利用红外热成像仪摄取的机体功能温差显像图，它能够灵敏反映并精确记录人体生理病理过程中体表温度的变化和分布，是一项通过体温变化来观察研究疾病的无创性功能检测的技术。该技术是疼痛临床特色诊断技术之一，尤其适用于因交感神经病变引起的疼痛患者。

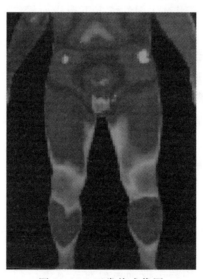

图1-10 正常热成像图

红外热成像检测特点：①温度数据准确，不接触皮肤，不破坏原来的温度场；②测温快，热成像仪在几秒内能测出几万个像素点的温度值，并能展现一幅热分布图像；③彩色图像颜色清晰，诊断分析时，可按需要将全图或局部放大，还可做色彩增强处理。④图像可存储。

红外热成像技术的临床应用：

(1)炎症部位的确诊：由于局部血管扩张充血，因此局部温度升高。

(2)疼痛部位的显示及原因分析：如急性软组织损伤时，局部温度升高；慢性劳损局部温度降低。

(3)肿瘤的提示：肿瘤细胞代谢旺盛，血供也比较丰富，局部坏死、钙化或合并囊肿时，局部温度降低。

(4)心脑血管病变的提示：动脉狭窄或闭塞时，相应部位温度下降；静脉炎局部温度升高。

(5)疗效观察和随访：若星状神经节阻滞或腰交感神经节阻滞成功，则头面部及患肢的温度升高。

第五节　疼痛的测量与评估

疼痛性疾病在实施治疗前，必须要对疼痛程度予以量化，这就需要疼痛评估。由于患者受教育程度、性别、年龄、职业的不同，对疼痛的感知和表达就不同，所以要进行疼痛的个体化评估。最常用的评估方法有视觉模拟评分和言辞法等。

一、视觉模拟评分(VAS)

用0～10的数字代表不同程度的疼痛，0为无痛，10为最剧烈疼痛，让患者自己圈出一个最能代表其疼痛程度的数字(图1-11)。

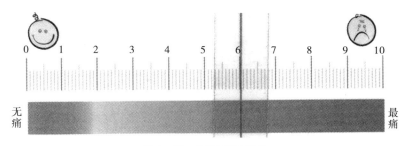

图1-11　视觉模拟评分

二、患者口述

患者用口述来表达对疼痛的感受，如对夜间睡眠的影响及对日常生活和工作的影响等(图1-12)。

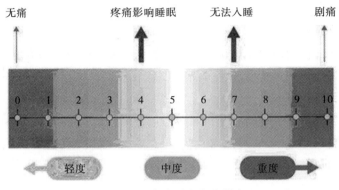

无痛　　　　疼痛影响睡眠　　　无法入睡　　　　剧痛

0　1　2　3　4　5　6　7　8　9　10

轻度　　　　　中度　　　　　重度

图 1-12　疼痛对患者的影响

第六节　神经传导速度测定和肌电图检查

许多疼痛性疾病是因外周神经的损害所致，可以通过电生理方法予以确定损伤情况。肌电图检查可通过神经肌肉单位活动的生物电流来判断神经肌肉的功能状态，以区别病变是肌源性还是神经源性，并可确定神经损伤的程度和部位。神经传导速度（NCS）测定和肌电图（EMG）检查的基本作用是评估"运动单位"的功能完整性。一个脊髓前角细胞、轴突以及轴突所支配的所有肌纤维构成一个运动单位。NCS 能够整合运动和感觉神经功能的信息，从而判定病变来源于轴突还是髓鞘。EMG 可以直接辨别肌肉病变、神经病变、神经丛病变和根性病变，分析轴突损伤的部位和程度。神经损伤后的细胞膜不稳定，在静息状态下释放电流，产生异常尖波和纤颤波，这表明轴突变性和疾病处于活动期。随着时间的延长，这种改变会减弱，同时这也可能预示着疾病的转归。但 EMG 对细感觉纤维病变不是很敏感，两种方法可互相补充。电生理检查对神经病变的定位非常重要，虽然不能明确病因，但是可以区分是轴索损伤还是脱髓鞘病变，同时能够发现病变是单侧还是双侧、是对称还是不对称、是感觉受累还是运动受累抑或两者都有。

随着受累神经的增多，电生理检查的诊断作用会降低，需结合患者的临床表现。

第七节　检验学在疼痛科临床诊断中的意义

检验学在疼痛科临床疾病的诊断中必不可少，但应在病史和体检的基础上有针对性地选择，临床中常用的实验室检查项目如下所述。

一、血常规

红细胞、血红蛋白、白细胞的正常参考值：

红细胞：成年男性$(4.0 \sim 5.5) \times 10^{12}/L$；成年女性$(3.5 \sim 5.0) \times 10^{12}/L$；新生儿$(6.0 \sim 7.0) \times 10^{12}/L$。

血红蛋白：成年男性$120 \sim 160g/L$；成年女性$110 \sim 150g/L$；新生儿$170 \sim 200g/L$。

白细胞：成人$4 \sim 10 \times 10^{9}/L$；儿童$5 \sim 12 \times 10^{9}/L$；新生儿$15 \sim 20 \times 10^{9}/L$。

血常规测定的意义：

(1)用于鉴别感染与非感染及感染类型。如细菌感染白细胞数上升且以中性粒细胞为主；严重的组织损伤、急性大出血，白细胞数可一过性升高；病毒感染、革兰氏阴性菌感染、自身免疫性疾病则白细胞数减少；急性中毒、白血病及恶性肿瘤白细胞数升高。

(2)判断类风湿性关节炎病情轻重及有无活动。类风湿活动期和病情重者血红蛋白和红细胞总数可明显降低。

(3)对年轻体弱或肿瘤晚期需镇痛治疗者应查血常规了解其全身状况。

二、血沉

参考值(魏氏)：男性$0 \sim 15mm/h$；女性$0 \sim 20mm/h$。

血沉属非特异性检查，其测定意义如下所述。

(1)判断风湿热及结核病有无活动及治疗效果：患活动性风湿热、风湿性关节炎时血沉常增快，病情好转时血沉渐减慢，无活动时血沉正常；患活动性结核病时血沉增快，病变渐趋静止时，血沉亦趋正常。

(2)判断恶性肿瘤的治疗效果：患恶性肿瘤时血沉增快，病情好转后趋于正常，复发或转移时又增快。

三、C-反应蛋白(CRP)

C-反应蛋白的正常参考值$<3mg/L$。

C-反应蛋白与血沉属同一类检验指标，均为非特异性，其临床选择指征与临床价值在很多方面是相同的。因CRP属急性反应物质中出现早的一种物质，而且其检验结果与血沉相比不受贫血、妊娠、高球蛋白血症等因素影响，因此更准确、敏感，有利于早期诊断和动态观察。当机体有炎症，患类风湿性关节炎、强直性脊柱炎、红斑狼疮等以及存在烧伤、创伤、急性心肌梗死等引起的组织坏死时，C-反应蛋白均明显升高。

四、出凝血时间测定

临床疼痛性疾病常需要进行各类有创治疗，如射频治疗、硬膜外腔置管及小针刀治疗，测定患者的出凝血时间可为患者是否适合某种疼痛治疗方案提供依据。

五、碱性磷酸酶(ALP)

ALP 的正常参考值：男性 45～125U/L，女性(20～49 岁)35～100U/L，女性(50～79 岁)50～135U/L。其临床意义如下所述。

(1)骨骼疾病及癌症的判断。因患骨骼疾病时骨性 ALP 生成亢进，癌症患者的癌组织中有胎盘性 ALP 生成，故癌症及骨折恢复期 ALP 可升高。

(2)判断肿瘤是否复发、是否有肝脏转移或原发性肝癌，如有，ALP 可升高。

(3)鉴别肝细胞性黄疸和阻塞性黄疸。

六、酸性磷酸酶(ACP)

酸性磷酸酶的正常参考值：0～7U/L(比色法)。

酸性磷酸酶的测定主要用于排除患者有无原发性骨癌、前列腺癌及变形性骨炎等。

七、血尿酸

血尿酸的正常值：男性 268～488μmol/L，女性 178～387μmol/L(磷钨酸盐)。其临床意义如下。

(1)痛风患者血尿酸增高，可帮助诊断痛风。

(2)可用于诊断核酸代谢增强所致的疾病。

(3)肾功能减退的患者，可结合其他检查项目判断肾功能。

(4)可用于痛风患者的疗效判断，糖尿病患者血尿酸升高说明病情有所加重。

八、类风湿因子(RF)凝集试验

RF 正常值：定性试验阴性，散射比浊法＜20U/mL。

类风湿因子凝集试验临床主要用于类风湿性疾病的诊断。

九、血清钙

血清钙的正常参考值：2.18～2.60mmol/L(偶氮砷Ⅲ法)。

血清钙测定临床主要用于骨质疏松症患者病因的鉴别诊断。

十、人类白细胞抗原 B27(HLA – B27)

HLA – B27 正常参考值：0～90(流式细胞计数法)。

90%左右的强直性脊柱炎患者 HLA – B27 为阳性。此类患者的 RF 一般呈阴性。

十一、抗 CCP 抗体

CCP 抗体正常为阴性(ELISA 法)。

抗 CCP 抗体可在类风湿性关节炎发病的早期，甚至在未发病前出现，并与病情的严重程度和侵蚀性有密切关系。

第二章 头面部疼痛

头面痛在日常生活中多见，是常见的临床疼痛综合征。一般认为头痛是由来自颅内外伤害感受觉的过度传入和（或）中枢对伤害感受传入控制发生障碍引起的。痛觉敏感组织除颅外的结构外，还包含颅内的静脉窦、静脉、脑动脉近段、大血管附近的硬膜、脑神经以及上颈段神经根等，脑实质对痛觉并不敏感。

第一节 与常见疼痛性疾病有关的头颅解剖

头颅分颅盖（分为额顶枕区和颞区）、颅腔、颅底（分为颅前窝、颅中窝、颅后窝）。这里重点介绍与临床常见疼痛性疾病联系紧密的颅盖和颅底的血管和神经分布。

一、颅盖血管、神经的分布

颅盖血管神经均在浅筋膜内，呈放射状分为前、后、外三组，前后组分布于额顶枕区，外侧组布于颞区。

1. 动脉

前组：内侧滑车上动脉和外侧眶上动脉。

外组：耳前颞浅动脉和耳后动脉。

后组：主要为枕动脉。

2. 静脉

静脉主要以静脉网形式分布，伴行同名动脉，至面前静脉、颈内静脉、颈外静脉。

3. 神经

神经的分布见图 2-1。

前组：内侧，滑车上神经；外侧，眶上神经。

外侧组：耳前，耳颞神经；耳后，枕小神经。

后组：枕小神经和枕大神经。

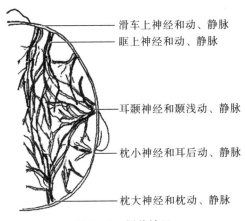

滑车上神经和动、静脉
眶上神经和动、静脉
耳颞神经和颞浅动、静脉
枕小神经和耳后动、静脉
枕大神经和枕动、静脉

图 2-1　颅盖神经

二、颅底内面的结构

颅底内面的结构特点是颅窝内有许多血管和神经穿过颅底，颅底骨质本身厚薄不一，承受的压力和张力也不一致。硬脑膜与颅底紧密相连，因此，颅底薄弱处最易骨折，多伴有硬脑膜撕裂，损伤血管及神经。

(1)颅前窝容纳大脑额叶、嗅球和嗅束，外侧以较薄的眶板与眶腔相邻，内侧以更薄且多孔的筛板与鼻腔相邻，有嗅神经（Ⅰ）穿筛孔入颅。

颅前窝由于骨质最薄，易发生骨折。伤及眶板时，易造成眶内或结膜下血肿；伤及筛板时，易造成鼻腔内出血和脑脊液鼻漏，同时可能丧失嗅觉。

(2)颅中窝的结构包含中部可容纳脑垂体的垂体窝，两侧承托大脑半球的颞叶。除此之外还包括眶上裂，连接眼眶与颅中窝的视神经管，圆孔等。

①眶上裂：动眼神经（Ⅲ）、滑车神经（Ⅳ）、眼神经、展神经（Ⅵ）和眼静脉；②视神经管：视神经（Ⅱ）和眼动脉；③圆孔：上颌神经；④卵圆孔：下颌神经和导静脉；⑤棘孔：脑膜中动脉。

(3)颅后窝内有面神经（Ⅶ）、前庭神经（Ⅷ）、舌咽神经（Ⅸ）、迷走神经（Ⅹ）、副神经（Ⅺ）、舌下脑神经（Ⅻ）通过。颈内静脉起始于乙状窦中部，常有导静脉与颅外枕静脉相连，是颅内、外肿瘤或炎症相互转移或蔓延的一个途径。

颅后窝的骨质较厚，由颞骨和枕骨组成，容纳小脑半球，承托脑桥和延髓。枕骨大孔除脊髓外，还有椎动脉和副神经等通过。颅后窝一旦骨折，多后果严重，因为血肿可压迫延髓使患者出现呼吸抑制而死亡。如伤及颈静脉孔的神经时，可致颈静脉孔综合征，患者表现为舌音语言障碍，腭弓麻痹伴有鼻音，声音嘶哑，逐渐发生吞咽困难，导致吸入性肺炎。这种综合征也出现于颈静脉孔处转移肿瘤的压迫。颅内占位性病变，局部压力增高可致枕骨大孔疝。

第二节 头 痛

一般将头痛分为两种类型：原发性头痛和继发性头痛。每一类型的头痛又可分为若干亚型。

一、原发性头痛

原发性头痛分为以下几种：①偏头痛。这是一种发作性头痛，主要表现为头痛伴有恶心、呕吐和畏光或畏声。②紧张型头痛。头痛似紧箍样，与情绪紧张和精神因素有关。③丛集性头痛。

(一)偏头痛

偏头痛在临床极常见，女性患者多于男性患者，且患者常伴有焦虑、抑郁等。临床可以分为四个不同期：前驱期、先兆期、头痛发作期和恢复期。但是，对于某个患者和某次发作，并非都有这四期的表现。患者可以有头痛而无先兆，或有先兆而无头痛。偏头痛有两个最主要的亚型，为有先兆偏头痛和无先兆偏头痛。同一个患者可同时出现这两种类型的偏头痛。

1. 前驱症状

部分患者有前驱症状，发生于头痛前数小时或数天，但并非普遍存在。前驱症状有疲劳、注意力难以集中、颈部僵硬、对光或声音敏感、恶心、视物模糊等。

2. 先兆症状

偏头痛先兆症状大多先表现在视觉方面，常表现为闪光、暗点，即注视点附近往往出现锯齿样闪光，随后可表现为暗点。这常常被理解为头痛发作的开始，随后可能会有暗点逐渐扩大现象。

一侧身体和面部的部分区域可能会出现麻木、针刺感。还有部分患者的先兆症状是言语障碍，通常表现为言语困难和部分嗅幻觉。先兆症状通常相继发生，一般先出现视觉症状，后出现感觉症状和言语困难。

3. 头痛发作期

绝大多数偏头痛以单侧头痛为主，同一次发作中疼痛可以由一侧转到另一侧。尽管大多数偏头痛患者为单侧头痛，但也有双侧头痛的情况。头痛常常位于额颞部，可以向后放射至枕叶和上颈部，也有连带颈肩部疼痛的情况。

偏头痛开始常表现为钝痛，也可转变为搏动性疼痛，后者往往被认为是血管异常搏动性头痛，这需要结合血压情况等予以鉴别。许多偏头痛患者从未有过搏动性头痛。本型头痛疼痛评分为中到重度疼痛，会影响患者的日常活动。一般的体力活动，如爬楼梯，会加重头痛。此时，患者为了避免诱发头痛而表现为懒得动，喜欢卧床。

偏头痛发作时患者常伴有食欲减退、恶心、呕吐、畏光、怕声。患者更喜欢待在安静的黑暗房间里。偏头痛患者还可出现体位性低血压、头晕、精神改变、言语表达困难和认知障碍。

4. 恢复期

患者在头痛过后数天内常常感到疲劳和嗜睡，还可出现注意力不集中、易怒、精神不振、头皮触痛或食欲减退。症状与前驱期相似。

5. 诱发因素

就偏头痛而言，不同的患者有不同的诱发因素。偏头痛发作的常见诱因：①激素变化，如月经变化；②饮食因素（酒精、味精、巧克力等）；③环境因素（视觉刺激、气味、汽车刹车声）；④心理因素（焦虑、抑郁）；⑤药物因素等。

(二)紧张型头痛

紧张型头痛是最常见的原发性头痛，表现为双侧头部紧束样或压迫性头痛，起病可能与心理因素有关，因此又称这种类型的头痛为肌肉收缩性头痛和心因性头痛。

此病的病因尚不清楚，一般认为与焦虑、抑郁等精神因素有关。本型头痛一般为双侧头痛，性质为压迫性或紧箍样(非搏动性)，疼痛评分为轻至中度头痛。日常活动，如行走或爬楼梯，不加重头痛。

紧张型头痛的分类与表现如下所述。

(1)发作性紧张型头痛：头痛呈反复性发作，每次持续 30 分钟至 7 天，每月少于 15 天，全年少于 6 个月。不伴恶心、呕吐，但可有畏光或怕声。至少反复发作 10 次以上方可考虑确诊。

(2)慢性紧张型头痛：头痛反复发作，每月超过 15 天，全年多于 6 个月，可有恶心、畏光或怕声三种伴随症状之一，但无呕吐。

(三)丛集性头痛

丛集性头痛是一种严重的原发性头痛，患者大多数在 20～40 岁开始发病，头痛呈周期性，有自主神经表现，与其他的原发性头痛显著不同。其患病率约为 0.2%，男性患病率明显高于女性。疼痛基本位于单侧眶周或颞部，伴有同侧结膜充血、流泪、鼻塞、流涕，还可伴有霍纳综合征，以及前额和面部出汗、瞳孔缩小、眼睑下垂和眼睑水肿，每次发作持续 15～180 分钟。本病具有典型的周期性，可分为丛集期和间歇期，1 个丛集期可持续 2 周～3 个月，丛集期内发作频率为 1 次/隔天～8 次/天，极少双侧发病。

偏头痛、紧张型头痛、丛集性头痛的诊断主要依据病史、症状及临床经验。

二、继发性头痛

继发性头痛分为以下几种：

（1）因非血管性颅内疾患引发的头痛，或头部和（或）颈部创伤引发的头痛及颅内或颈部血管疾患引发的头痛。

（2）因眼、耳、鼻、口腔等疾患引发的头痛。

第三节 颌面部疼痛

一、三叉神经痛

三叉神经痛是疼痛科临床常见的疾病之一，其是在三叉神经分布区域由神经病变引起的疼痛性疾病，特征为面部出现反复发作性、闪电样、短暂而尖锐撕裂样的剧烈疼痛，多发生于 40 岁以上的中老年人，女性略多。本病常给患者造成极大的痛苦且治疗较困难。

三叉神经为第 V 对脑神经，是混合神经，包含较多的面部感觉部分和较少的支配咀嚼肌运动部分，并与自主神经有广泛联系。三叉神经的感觉神经纤维可至脑干的三叉神经核，运动神经纤维来自脑干的三叉神经运动核。

三叉神经痛分为原发性三叉神经痛和继发性三叉神经痛两类，一般认为，原发性三叉神经痛的发病涉及周围病因学说和中枢病因学说，近年来许多学者发现，机体免疫和某些生化因素与三叉神经痛的发生有关。

年轻人或老年人均可发生三叉神经痛，但发病以 40 岁以上中老年人居多，女性发病率略高于男性，多为单侧发病，右侧多于左侧。以三叉神经第二、三支分布区域发病多见，累及第一支相对较少。

（一）三叉神经痛的病因及发病机制

1. 原发性三叉神经痛的外周病因学说

三叉神经根在进入脑干处有一长约 2mm 的脱髓鞘区，该区为中枢神经与周围神经的移行区，此处可有以下病变：①血管压迫：此处长期受到血管持续性压迫，导致三叉神经的电位活动发生改变，出现神经纤维之间"短路"现象。这种异常的冲动传导至中枢，使中枢的三叉神经脊束核抑制功能减弱，兴奋在中枢中异常传导，引起疼痛发作。其机制是长期血管压迫导致有髓神经纤维的脱髓鞘反应，引起非痛觉纤维和痛觉纤维、C 纤维发生"短路"，使三叉神经脊束核内神经元处于激惹状态，以致在正常情况下仅引起触觉的传入冲动也导致剧痛。另外，当神经纤维髓鞘脱失后，传入纤维和传出纤维之间也可发生"短路"，由中枢发出的传出冲动转变为传入冲动，使脊髓束神经核或丘脑异常冲动大量集聚，以致疼痛发生。核磁共振血管成像技术也证实了三叉神经痛的血管压迫病因学说。②自发性脱髓鞘疾病引起的髓鞘脱失也可引起三叉神经痛。

2. 原发性三叉神经痛的中枢病因学说

原发性三叉神经痛与某些类型的癫痫有相似之处，疼痛发作时中脑处可记录到癫痫样放电，临床上用抗癫痫药物治疗有效，这支持三叉神经痛是癫痫的一种特殊类型。其机制可能与三叉神经脊束核内的癫痫样改变，导致三叉神经脊束核的抑制功能减退有关。对扳机点的触觉刺激引起疼痛发作的原理进行研究发现，较低强度的刺激，经短暂的潜伏期后可以引起疼痛。引起疼痛发作的刺激阈值一般是恒定的。从刺激扳机点到疼痛发作存在一个明显的潜伏期，发作后有一个不应期，不应期的长短与疼痛发作的持续时间和强度有关。抗癫痫药物可以使疼痛不应期延长，疼痛减轻。这些现象支持三叉神经痛病因源于中枢的学说。

3. 继发性三叉神经痛的病因与发病机制

随着医学科学诊断水平的进展，对继发性三叉神经痛的诊断率明显提高。继发性三叉神经痛常由其所属部位和邻近部位的各种病灶引起，如肿瘤、炎症侵犯、血管病变或血管压迫、蛛网膜粘连等。颅内肿瘤并发三叉神经痛的，主要为桥小脑角肿瘤，其次为颅中窝的肿瘤。肿瘤类型以表皮样囊肿居多，其次为听神经鞘瘤、脑膜瘤和三叉神经纤维瘤等。

(二)三叉神经解剖

三叉神经自脑桥臂发出至颞骨岩部尖端，感觉根有三叉神经节，运动根则在节的内下方通过，不参与该节的组成，但加入第三支(下颌神经)。因此，三叉神经发出的 3 支中，第二支为感觉神经，第三支为混合神经。

(1)第一支为眼神经，穿海绵窦，经眶上裂入眶，再分为以下 3 支。

1)鼻睫神经：分布于眼球、眼睑、泪囊及鼻黏膜。

2)额神经：在眶顶骨膜下前行，又分为 3 支：

A. 眶上神经：经眶上切迹(或孔)至额部皮肤。

B. 额神经额支：分布于额部皮肤，在眶上神经之内侧。

C. 滑车上神经：由滑车的上方出眶外，分布于鼻背及内眦附近。

3)泪腺神经：分布于泪腺及上睑。

(2)第二支为上颌神经，经圆孔入翼腭窝，分为以下 4 支。

1)眶下神经：经眶下沟、眶下管出眶下孔，分布于下睑、鼻和上唇等部位的皮肤和黏膜。

2）蝶腭神经：起于翼腭窝内，至该窝内的蝶腭神经节。

3）上牙槽神经：一部分来自上颌支，一部分来自眶下神经，至上颌各牙和牙龈。

4）颧神经：分布于颞部和面部的皮肤。

（3）第三支为下颌神经，是混合神经，经卵圆孔出颅，其运动支分布于咀嚼肌（翼外肌、翼内肌、咬肌、颞肌）。下颌神经的主要感觉支有 4 支。

1）耳颞神经：在卵圆孔下方以 2 根形式起于下颌神经，其 2 根中央有脑膜中动脉，绕下颌关节后方，上升达颞浅动脉后方，分布于耳郭及颞部皮肤。

2）下牙槽神经：沿翼外肌内侧面下行，经下颌孔入下颌管，分布于下颌牙龈。下牙槽神经的终支为颏神经，由颏孔穿出，分布于颏部及下唇皮肤。

3）颊神经：分布于颊部皮肤和黏膜。

4）舌神经：分布于舌前 2/3 的黏膜，司味觉及一般感觉。

（三）三叉神经痛的特征

疼痛发作前无先兆症状，突然起病，但也可迅速停止，间歇期完全正常。多数患者疼痛发作日趋频繁，也可有数周到数年的缓解期。本病可因说话、洗脸、进食、刷牙、震动、冷刺激、情绪变化等因素而诱发。

（1）疼痛部位：疼痛发作限于三叉神经分布区（图 2 - 2），以右侧为多，占 60％左右。在一次发作中同时出现双侧疼痛较少见，不足 5％。发病初期，疼痛集中发生在某一支分布区，多在单侧的第三支或第二支或第二、三支两支区域，而后逐渐扩散到其他支，但不越过中线而至对侧。第一支的疼痛主要位于眉弓、前额，偶位于眼眶内上角或眼球；第二支的疼痛主要发生于眶下支及上牙槽支分布区内，包括上唇、鼻翼、颊部等，偶见于颧或颞前部；第三支的疼痛常位于下牙槽支分布区内的下唇、齿龈及下颌部，偶有舌部及面颊、耳颞部发生疼痛。

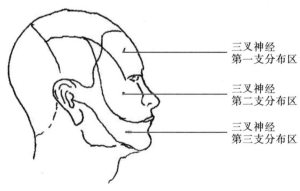

三叉神经
第一支分布区

三叉神经
第二支分布区

三叉神经
第三支分布区

图 2 - 2　三叉神经症状分布图

三叉神经痛的分布多以第二支为中心，其中第二支、第三支及第二、三支同时发病占三叉神经痛患者总数的95%，第一支发病率不超过5%。

（2）疼痛的性质：呈闪电样、浅表而尖锐的剧痛，常被描述为刀割样、烧灼样或撕裂样痛，为短暂而反复发作性疼痛。尖锐撕裂样剧烈疼痛骤然发作而无预兆，大多数持续数秒至两分钟又骤然停止。间歇期间完全无痛，经一段时间后又突然发作。疼痛一般多在白天发作，在夜间停止或减轻。因此，如果疼痛主要在夜间睡眠时发作或发作时间超过30分钟，对其诊断应慎重，须考虑有无其他原因。

（3）疼痛的程度：极为剧烈，疼痛发作时患者表情异常痛苦，常用手或物猛搓面部，以至皮肤肿胀、破损；有的患者频频呼叫；也有的患者用头部猛烈撞墙或在地上打滚；还有的患者表现为极度恐惧状，似乎遇到某种意外打击而震惊，定格在某一特定姿势，不敢动弹。

（4）疼痛的触发点与诱发因素：部分患者面部的某些区域特别敏感，在此区域内轻微的刺激即可引起疼痛发作。这个区域就称之为疼痛"触发点"，又称"扳机点"。一个患者可有一至数个触发点，其范围比较局限，常位于三叉神经受累支的分布区内，大多集中在口鼻部位。如上颌支病变，触发点常位于上唇、鼻旁、上牙龈等处；下颌支病变，触发点则常位于下唇、颏部、下牙龈或舌部。触发点的位置有时也可与受损支的分布区不相符，可位于同侧三叉神经的另一分支的分布区内，甚至在上颈段脊神经的分布区内，如乳突部、颈部等。轻触该区即可诱发疼痛，但有时持续重压该区还可抑制疼痛的发作。此外，某些面部的机械性刺激，如谈话、进食、咳嗽、洗脸、剃须、刷牙、打哈欠或冷风吹面，甚至头部活动，均可引起疼痛发作。因此患者异常恐惧，对自己的活动极为小心，不敢说话、洗脸、漱口，进食也很少，因营养摄入不足而逐渐消瘦。

（5）并发症及体征：发作时患者的表情十分痛苦，有些患者表现为面部震惊样或为木呆样并维持该姿势而不敢动；另一些人则表现为突然呻吟，不停地吸气、咀嚼，并急躁地用手掌揉搓面部或拍打身躯。严重者在发作时常伴有患侧的部分或全部面肌放射性抽搐，还可伴有颈肌的抽搐，称为"痛性抽搐"。此外，发作期间也可合并某些自主神经症状，如面部潮红、出汗、眼结膜充血、流泪、流涎或流涕等。

患者一般既无痛区的感觉障碍，也无其他较明显的灶性神经体征，仅个别病情较重患者可见患侧面部的皮肤肿胀或由于长期搓揉皮肤造成痛区皮肤粗糙、色素沉着或眉须脱落等。偶在受累神经穿出的骨孔处，如眶上切迹、眶下孔或颏孔处，扪及压痛。

(四)三叉神经痛的诊断

该病患者的发病年龄多在 40 岁以上，其中 70％以上患者是在 50 岁以后发病。其诊断要点如下所述。

(1)短暂发作性闪电样剧痛，每次发作的持续时间一般不超过 2 分钟。

(2)疼痛局限于一侧面部三叉神经的其中一支或两支，偶涉及所有三支的分布区域。疼痛除偶尔涉及双侧三叉神经外，一般不会扩展至对侧。

(3)间歇期可无任何疼痛，即使个别严重者在间歇期仍有疼痛症状，但其性质与发作期的疼痛也迥然不同，一般仅为轻度的钝痛或感觉异常。

(4)常有触发点，轻触该区即可引起疼痛发作，而且其位置多在受累的分布区内，这对受累神经支的定位也有一定意义。

(5)通常患区内既无感觉障碍，也无其他局灶性神经体征。

(6)诊断性阻滞，若对受累神经支配的患区，或对触发点所在区的三叉神经分支进行局部麻醉，则在药物有效时间内疼痛会停止发作。

(五)三叉神经痛的鉴别诊断

三叉神经痛的鉴别诊断要点如下所述。

(1)牙痛：第二、三支的三叉神经痛早期很容易被误诊为牙痛。另外，牙痛无明显阵发性发作及触发点，但与冷热刺激关系较大。

(2)舌咽神经痛：疼痛特征与三叉神经痛有相似之处，但疼痛部位更多见于舌根、扁桃体窝等处。行利多卡因试验(将 1％利多卡因喷涂于扁桃体及咽后壁 5 分钟)疼痛症状明显改善者考虑为舌咽神经痛。

(3)颞颌关节病：疼痛位于耳前颞颌关节处并可由此放射，可致颞颌关节活动范围变小，运动时有弹响声，关节囊有压痛。

(4)非典型性面痛：疼痛主要与眼部疾病(如青光眼、眼肌平衡失调、颞颌关节疾病、茎突过长等)有关。疼痛的部位限于一侧面部，可以扩散至上、下颌，甚至比面、颈部更广泛的区域，如同侧软腭、顶枕部、颈肩部等，远远超过三叉神经分布范围，但很少累及臂部，且位置深在、不易定位。疼痛呈酸痛、灼痛或钻痛，为持续性，每天都出现，且一日内持续时间较长。情绪激动可加剧疼痛，牙及颌面部手术及创伤可诱发疼痛。

(5)巨细胞动脉炎：为头皮动脉的一种非特异性炎症而引起的一组以头痛为主要症状的疾病，因好发于颞动脉，也叫颞动脉炎。疼痛部位多位于一侧颞部，也有少数位于双侧颞部。疼痛为跳痛，也可为钻痛。痛侧着枕睡眠时疼痛加重，咀嚼食物时疼痛也可加重。本病还常伴有发热，出汗，全身肌肉、关节酸痛等症状。

二、舌咽神经痛

舌咽神经痛更准确地说是迷走舌咽神经痛，表现为在第Ⅸ和第Ⅹ对颅神经感觉分布区的短暂发作性疼痛。舌咽神经主司舌后1/3、扁桃体和鼻咽窝、会厌窝、梨状隐窝、咽部、咽鼓管、中耳、外耳道、耳部前后小部分皮肤的触觉、痛觉和温度觉，见图2-3。

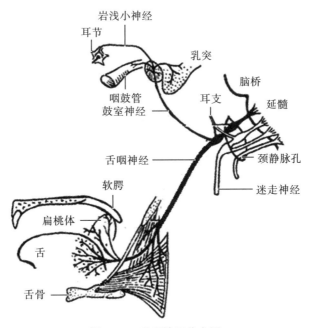

图 2-3 舌咽神经分布图

吞咽动作、冷或酸性液体刺激可激发疼痛，咀嚼、吃饭、谈话等也能诱发疼痛。独立的扳机点常位于咽后壁或扁桃体窝等处，但有时也无扳机点。疼痛可持续数秒到数分钟，从每年发作几次到每天发作十几次不等。病情可以持续数周到数月，然后自行缓解，但常复发。疼痛发作时可伴有心动过缓或心动过速、晕厥、低血压或惊厥等，疼痛的病因可能是扩张的血管交叉压迫第Ⅸ或第Ⅹ对颅神经的传入区。

卡马西平等抗惊厥药对舌咽神经痛的疗效较好。如果药物控制难以取得满意效果，可行后颅凹手术探查第Ⅸ和第Ⅹ对颅神经，手术探查时可以行血管复位术，以使大多数患者疼痛缓解。

将1%利多卡因喷涂于扁桃体及咽后壁5分钟后，疼痛症状明显改善，可考虑为舌咽神经痛。

三、枕神经性头痛

枕神经性头痛包括枕大神经痛、枕小神经痛等，其病因可为颈椎病，颈丛神经损伤，或枕大、枕小和耳大神经炎及损伤等。

枕神经性头痛与其他颅神经痛相比更加普遍。枕神经分布区可存在感觉异常，在 C_2 枕大神经或枕小神经的背根分布区通常有深在刺痛，如单侧枕后区到头顶（C_2）或枕后区到乳突后和耳后区（C_3）。疼痛一般不规律，常在下午加重，可为中到重度的疼痛。尽管疼痛可自行停止，但复发是其典型表现。此类疼痛常在损伤颈椎后发生，并且多见于 30～50 岁患者。头皮区痛觉过敏为其常见主诉，头皮 C_2～C_3 神经分布区可有针刺样感觉，可出现枕大神经压痛或 Tinel 征阳性，枕神经局部麻醉阻滞能暂时缓解疼痛。

四、面神经疼痛综合征

面神经分为两大支，较大一支为面神经本部，是支配面部表情肌的运动神经；另一支为较细的中间神经，内含躯体和内脏传入纤维。传入神经纤维属于膝状神经节的神经元。这与脊神经节相似，这些神经元为假单极神经元。部分传入神经纤维还传导来自舌前 2/3 味蕾的神经冲动。因此面神经疼痛综合征又叫膝状节神经痛或中间神经痛，临床较少见，可因面神经的膝状神经节遭受无菌性炎症刺激或某种病毒感染，或由于颅底骨折、动脉瘤、邻近感染病灶等而使该神经节及其感觉纤维受到影响而引起。

（一）解剖特点

膝状神经节是面神经的一个组成部分，即为中间神经的神经节，位于颞骨岩部的面神经管内。面神经是混合神经，其本身相当于运动根，中间神经近似感觉根（所不同的是内含副交感纤维），而膝状节则相当于脊神经的后根神经节或三叉神经的半月节。面神经的运动根和中间神经在脑桥小脑角处分别出脑干后，在听神经上面进入内耳门，经内耳道底转入面神经管，在接近膝状神经节时两根合并。在面神经管内，面神经依次发出岩浅大神经、镫骨神经、鼓索神经等分支，最后其主干经茎乳孔离开颅骨而进入腮腺，由此再发出各分支至面肌。面神经内大部分是运动纤维，支配镫骨肌、枕肌、耳后肌群、茎突舌骨肌、二腹肌后腹、各面肌及颈阔肌的运动。其感觉纤维和副交感纤维则组成中间神经，传导舌前 2/3 的味觉，以及鼻腔、口腔部分黏膜和外耳部分皮肤的一般感觉，面肌的深感觉支配舌下腺、颌下腺和泪腺的分泌活动（图 2－4）。

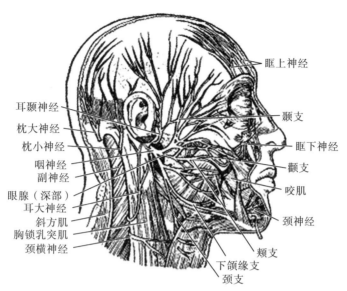

图 2-4 面神经分布图示

纵行结构：颈外动脉，颞浅血管，下颌后静脉耳颞神经；横行结构：上颌动、静脉，面横动、静脉及面神经。

(二)临床表现

典型的 Hunt 综合征表现为一侧外耳部的疼痛。疼痛主要位于外耳道、耳郭及乳突部，往往较剧烈并呈灼痛感，严重时可波及半侧面部以至鼻咽部。患者常伴有耳鸣及流泪、泌涎等功能障碍，以及患侧舌前 2/3 味觉过敏或减退、听力改变及眩晕(听神经受累)、不同程度的周围性面瘫等症状，偶有患侧外耳及面部感觉过敏、耳下压痛等。此外，耳痛型患者可仅表现为一侧的耳部剧痛，而无带状疱疹、面瘫、味觉和听力改变等。此种疼痛也具有典型神经痛的表现，即呈发作性，起病较急，但疼痛多呈深在灼痛性质，发作持续时间较长，严重时尚可由外耳道向同侧面部以及舌外缘向颈枕部放射。检查时常无明显阳性体征，偶见外耳道或鼓膜有疼痛触发点，轻触即可诱发疼痛。

(三)诊断与鉴别诊断

根据一侧外耳部疼痛、周围性面瘫，以及味觉或听力改变等特征，典型者诊断并不困难，但对于单纯耳痛者，则须注意与其他面部神经痛相鉴别。

(1)耳颞神经痛：疼痛部位以在外耳道前部及颞部为主，而且多于进食时出现，发作期常伴有同侧面部充血及多汗。此外，在外耳道与下颌关节突之间常有压痛，于该部位行局麻可使疼痛缓解。

(2)舌咽神经痛：疼痛位于舌根、咽及耳深部，通常由吞咽动作诱发，而且在发作期常伴有流涎症状，因此不难鉴别。但耳型舌咽神经痛（鼓室神经痛）与面神经痛的表现极为相似。若耳痛与吞咽动作有关或由刺激外耳道、鼓膜外侧面所引起，则对鉴别有意义。

（3）喉上神经痛：疼痛始于一侧喉部，然后反射至外耳，而且常由吞咽动作引起。此外，在喉上神经穿过甲状舌骨膜处常有压痛，于该处行局麻可缓解疼痛症状。

五、迷走神经疼痛综合征

迷走神经遭受刺激性损害时，亦可在其感觉分布区出现疼痛。但由于在解剖结构上迷走神经和舌咽神经的关系密切，故二者往往同时受累。临床表现比较典型的迷走神经痛为其分支喉上神经痛。一般认为，继发性喉上神经痛可由其周围病灶刺激或压迫所致，如因后颅窝的病变、颈部肿瘤、动脉瘤、淋巴结肿大，或行颈部手术后瘢痕粘连等所致。关于原发性喉上神经痛的病因，目前尚不明确。

（一）解剖与生理

迷走神经与舌咽神经的中枢起源和周围支配并无明显的分界，只是在离开延髓后分为迷走神经和舌咽神经两个神经干，但迷走神经的分布却极为广泛。迷走神经在舌咽神经之下和副神经之上，经颈静脉孔出颅腔。进入颈部后，迷走神经主干沿颈内静脉与颈内、颈总动脉之间垂直向下延伸，经胸上口入胸腔，然后再穿过横膈的食管裂孔而达腹腔（图2-5）。

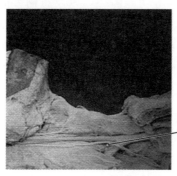

　　　　　　　　　　　　　　　　　　　　————迷走神经

图2-5　迷走神经在颈部的走行

迷走神经的运动纤维起自延髓的疑核，支配咽、喉及软腭的肌肉。

（二）诊断

本病主要需与舌咽神经痛相鉴别，根据疼痛起自喉部（甲状软骨和舌骨韧带的后外侧）、触发点位于梨状隐窝、喉上神经进口处有压痛、局部阻滞可使疼痛暂获缓解等特征，可对本病做出诊断与鉴别。

（1）发作性剧痛位于一侧的咽喉部，并可向同侧下颌角、外耳道（耳支）乃至枕部（脑膜支）放射。

（2）疼痛发作亦常由吞咽动作引起，可持续数分钟至数十分钟，起止均骤然。

（3）疼痛发作期有时可伴有剧烈的干咳、恶心、面部潮红、多汗、唾液分泌增多、呼吸急或心跳缓慢等，偶尔在疼痛高峰时出现短时间的昏厥。

（4）痛侧的喉部梨状隐窝附近常有疼痛触发点。另外，在颈外侧甲状软骨和舌骨之间，即相当于喉上神经内支穿过甲状舌骨膜进口处，常有显著的压痛。

六、颈源性头痛

（一）解剖学基础与颈源性头痛的关系

第1～4颈神经与头痛关系密切。第1颈神经后支分布至头后直肌、头上下斜肌，该神经后支内含丰富的感觉神经纤维。第2颈神经后支分出内侧支、外侧支、上交通支、下交通支、头下斜肌支。其内侧支与来自第3颈神经的纤维共同组成枕大神经、枕小神经和耳大神经，这些神经是传导枕神经性头痛的主要神经。外侧支分布至头最长肌、头夹肌和头半棘肌。在横突的结节间沟，第2颈神经后支的上交通支与第1颈神经后支连接，其下交通支向下进入第2、3颈椎关节与第3颈神经后支连接。第1、2、3颈神经后支借交通支相连形成神经环（或称为颈上神经丛）。第3颈神经出椎间孔在椎动脉后方发出第3颈神经后支，其内侧支分布至多裂肌，外侧支分布至头最长肌、头夹肌和头半棘肌。

上述这些神经的分支靠近椎动脉，经枕骨大孔进入颅腔前的成角处，容易受到椎骨突起及肌肉附着处的刺激。压迫和刺激这些神经时可在头皮出现感觉减退、过敏或感觉缺失。来自嗅神经、面神经、舌咽神经、迷走神经和三叉神经传入支的终末纤维与第1～3颈神经后根传入纤维在第1～2颈神经后角内联系。这些颈神经的感觉范围可向前延伸到前额部、眶下部，受卡压或炎症刺激时可出现牵涉性头部疼痛、耳鸣、眼胀以及嗅觉和味觉改变，类似鼻窦、耳部或眼部疾病的表现。第1、2、3颈神经离开椎管后大部分行至柔软的肌肉组织内，软组织的炎症、缺血损伤、压迫甚至不适当的按摩都会影响神经的功能，引发颈源性头痛。

（1）颈椎及椎间盘退行性变引起椎间孔狭窄。随着骨质增生的发展，钩椎关节失去关节的正常解剖关系，使椎间孔变形。椎间孔的空间受到挤压，可造成疼痛和功能障碍。椎间孔的大小和形状在很大程度上取决于椎间盘的完整性，脊柱处于正常静止状态时，正常的椎间盘能够维持椎体及后部关节的相互分离，使椎间孔保持完整。颈部活动时，当一个椎体在另一个椎体上滑动时可使椎间盘变形。正常的椎间盘允许在生理限度内变形并能复原。当椎间盘突出时，无论在静态或动态下，都能影响相邻椎骨各部分之间的相互关系，并改变椎间孔的大小和形状。此时，通过椎间孔的神经和血管，都可因压迫、牵拉、成角而受刺激。

（2）颈椎间盘退行性变、突出髓核等可直接引起非细菌性炎症、水肿，以及颈椎间盘源性神经根炎。除了直接产生根性疼痛外，神经末梢释放炎性介质，引起分布区域内软组织炎症也可产生疼痛，这也是部分患者发生顽固性颈源性头痛的机制。

（3）颈部肌肉组织痉挛也可致颈源性头痛。一方面，运动神经根（前根）受到压迫或炎症侵袭时可引起反射性颈部肌肉痉挛；另一方面，持续性肌肉慢性痉挛引起组织缺血，代谢产物聚集于肌肉组织，其终末产物引起肌筋膜炎，产生疼痛，并可直接刺激在软组织内穿行的神经干及神经末梢而产生疼痛。长时间低头伏案工作，肌肉需持续收缩以维持姿势，使肌肉供血减少，易继发肌痉挛并易使韧带、肌筋膜发生损伤。与颈源性头痛相关的肌肉见图2-6。

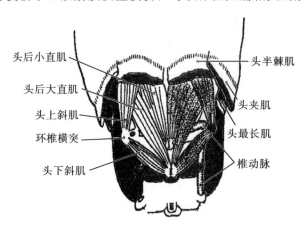

图 2-6 与颈源性头痛相关肌肉

（二）疼痛特点

颈源性头痛患者年龄多在 20～60 岁，以女性多见，早期多表现为枕部、耳后部、耳下部不适感，以后转为闷胀或酸痛感，并逐渐出现疼痛。疼痛可扩散至前额、颞部、顶部、颈部。有时可同时出现同侧肩背上肢疼痛，疼痛可有缓解期。随病程进展，疼痛逐渐加重，缓解期时间缩短，发作频率增加。

寒冷、劳累、饮酒、情绪激动可诱发或加重疼痛。

颈源性头痛的疼痛部位常模糊不定，并向远处牵涉，可引发牵涉性鼻窦或眼部疾病。部分患者疼痛时伴有耳鸣耳胀、眼部闷胀、颈部僵硬感。多数患者在疼痛发作时喜欢用手按压疼痛处以求缓解。颈源性头痛在伏案工作者中发病率较高。病程较长者注意力和记忆力降低，情绪低落、烦躁、易怒，易疲劳，检查可发现在耳下方颈椎旁及乳突下后方有明显压痛。病程较长者颈后部、顶部、枕部有压痛点。有的患者局部触觉、针刺感减弱。部分患者患侧嗅觉、味觉减退。部分患者压顶试验和引颈试验呈阳性，但也有患者无明显体征。DR 检查可见不同程度的退行性改变，有的可见颈椎间孔狭窄，椎体前后缘增生，或棘突增宽变厚，棘上韧带钙化。CT 检查多无特殊变化，少数患者可见颈椎间盘突出，但与疼痛部位及程度不一定密切相关。

（三）诊断

不考虑其他容易导致头痛的器质性疾病，根据疼痛部位的性质、体征，多能迅速诊断颈源性头痛。

（1）体征：上部颈椎旁、乳突下后部、头部压痛点是诊断颈源性头痛的重要依据。

（2）诊断性治疗：可于第 2 颈椎横突注射抗炎镇痛药物进行试验性治疗。若注射后疼痛迅速减轻或消失，有助于确立诊断。

（3）辅助检查：颈椎磁共振成像、DR 检查提示颈椎及椎间盘退行性变，椎间孔狭窄，椎体及附件骨质增生，钩椎关节肥大、尖耸，可帮助诊断。

第三章　躯体疼痛性疾病

第一节　颈部疼痛性疾病

一、颈部功能解剖

颈部脊柱由 7 个椎体组成，形成向前的生理曲度。颈椎椎体相对胸腰椎椎体较小，在第 1～6 横突上有横突孔。第 2～6 椎体棘突呈叉状，以第 2～5 颈椎棘突较为明显。第 1 颈椎（寰椎），呈环形，无椎体及棘突，由前、后结节，前、后弓和两个侧块组成。侧块上面有一对关节面与枕骨髁构成寰枕关节，下面有一对下关节面与第 2 颈椎（枢椎）的上关节面构成寰枢关节。第 2 颈椎椎体小而棘突特别宽大，椎体上有齿状突，向上伸入寰椎前弓后侧，寰椎围绕齿状突旋转，使头部可以左右转动。若齿状突发生骨折，可以引起寰枢椎之间的脱位或使该部脊髓受压、损伤而危及生命。第 3 颈椎因颈椎生理曲度向前，故从后侧触诊时不明显。第 7 颈椎棘突长而大，为颈、胸椎交界部位，从后侧触诊时明显，可作为颈椎定位的标志。

颈椎的关节突有软骨关节面，上关节突关节面主要向上略向后，下关节突关节面主要向下略向前。枢椎的关节突关节面近于水平位，其下方的倾斜度加大，对于各个方向的滑动有利。关节突关节有关节囊及少许的滑膜和滑液，颈脊神经根位于此关节前方，若此关节发生退行性改变特别是骨质增生时便可能受到挤压。椎体后侧面，上、下椎体之间形成钩椎关节，限制椎体向侧方移动而增加椎体的稳定性，并能防止椎间盘向侧后方突出。但发生增生性变化时，能影响位于其侧方的椎动脉血液循环，并能压迫其后方的神经根和椎间动、静脉。颈椎各横突均有两个结节，前、后结节在外侧汇合成横突孔，上、下结节相对排列如管状，有椎动脉、静脉和椎神经（交感神经丛）通过。椎动脉从第 6 颈椎横突孔进入，向上经寰椎横突孔穿出。若椎体间侧关节骨质增生形成骨唇，可挤压横突孔，或某颈椎有旋转、位置异常等，使椎动脉受到挤压或扭曲等刺激，可引起椎动脉型颈椎病。颈椎中除寰、枢椎之间无椎间盘外，其余各椎体之间均有椎间盘存在。在40～50岁以上的人群中，椎间盘退行性改变较为普遍，多有缩窄，尤以下部颈椎多发。在少数椎间盘退变的病例中，椎间盘突出或椎体后缘增生之骨唇有时可以压迫脊髓或神经根产生临床症状。颈椎韧带有前纵韧带、后纵韧带、黄韧带、棘间韧带、棘上韧带、横突间韧带。棘上韧带在颈部称之为项韧带。这些韧带对维持颈椎的稳定有重要作用。创伤或劳损，可以引起这些韧带的损伤或钙化，从而引发相关疾病。

二、颈部的检查

颈部疾病常常影响到头部，临床检查时，必须注意对头部、肩部及双侧上肢的检查。如颈椎病患者亦常常伴随颈肩部不适，可有双上肢或一侧上肢疼痛、感觉减退、无力、肌肉萎缩等。因此，在行颈部疾病检查时必须注意对头部、肩部及双侧上肢的检查。

(一)颈椎 DR 检查的特点

(1)生理前凸向前，曲线圆滑连续，无成角等异常。颈椎前凸的正常值为12±5mm，若为7mm以下表明颈椎平直，若为负值说明颈椎后凸，见图1-5。在侧位X线片上，自枢椎齿状突后上缘至第7颈椎后下缘做一连线，再做各颈椎椎体后缘之连线，此二线间最宽处的距离即为颈椎前凸的深度，见图1-5、1-6、3-1。

(2)第2颈椎棘突最宽，第7颈椎棘突最长。

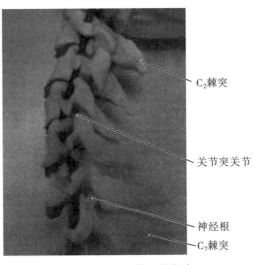

C_2棘突

关节突关节

神经根
C_7棘突

图 3-1 颈椎前凸的深度

(3)第 2 颈椎椎体下缘平下颌角。

(4)第 4、5 颈椎椎体间隙平喉头。

(5)寰枢关节间隙两侧相等。

(6)寰齿关节间隙小于 2mm,若大于此宽度表示有寰枢椎脱位。

(二)颈部的查体

1. 视诊

生理曲度是否正常,是否平直或局限性后凸、侧弯、扭转。颈部肌肉有无痉挛等。双肩是否对称、圆润,两侧肩胛骨内缘与中线的距离是否相等。双上肢有无肌肉萎缩,肌力减弱,功能受限等。

2. 触诊

自枕骨粗隆开始向下逐个对棘突进行触诊。触摸棘突、棘间隙及两侧肌肉。注意检查棘突是否偏歪,压痛是在棘突的中央还是两侧,并由轻而重地判定压痛点是位于浅层还是位于深部,一般浅层压痛多系棘间韧带、棘上韧带或浅筋膜之疾患。若压痛点在颈椎的横突部位,则表示关节突关节可能有炎症或损伤(如关节突关节紊乱)。若在下颈椎棘突旁以及肩胛骨内上角处有压痛,且同时向一侧上肢放射,应从颈椎病的角度进行进一步检查。若在锁骨上方,颈外侧三角区有压痛,说明臂丛神经可能有炎症、受刺激或压迫情况。若在肌肉或筋膜内有广泛的压痛,则说明可能有肌筋膜炎等。对于影像学已提示颈椎后凸畸形的,触诊时不宜手法过重。

3. 叩诊

患者取坐位,自上而下依次轻叩各颈椎棘突,病变部位可出现叩击痛。叩诊检查对深部组织病变的发现帮助较大。一般浅部组织的病变,压痛比叩击痛明显,而深部组织病变,叩击痛比压痛明显。

4. 运动功能检查

颈部有前屈、后伸、左右侧屈、旋转等运动。颈椎疾患多使各方向的运动受到限制。寰枕关节有病变时,前屈(点头)动作受限。寰枢关节有病变时旋转动作(摇头动作)及伸屈活动都发生障碍。寰枕关节及寰枢关节的功能极为重要,如二者发生病变或固定后,颈部的旋转功能及伸屈功能可丧失 50%左右。屈伸动作主要发生在颈椎下段,左右侧屈发生于颈椎中段。随年龄逐渐增加,颈部运动逐渐受限,其中后伸运动受限出现较早而明显,而屈曲运动往往最后受限。颈椎间盘突出时,颈部的侧屈及伸屈运动可引起剧烈疼痛,后伸时尤为明显,压痛及叩击痛为阳性。

5. 感觉检查

颈椎疾患可引起患侧上肢感觉的改变,如颈椎病(神经根型)颈 6 或颈 7

神经根受压，手部感觉异常；颈 6 神经根受累，肱二头肌反射减弱或消失；若颈 7 神经根受累，肱三头肌反射减弱或消失；颈 6、颈 7 神经根受累，还常引起头后部皮肤、肩部、上肢部等疼痛。嘱患者颈部后伸时咳嗽，若引起疼痛，有助于神经根受累的判断。

6. 特殊检查

（1）臂丛神经牵拉试验：此试验的目的是使神经根受到牵拉，观察是否发生患侧上肢反射性串痛。检查时，让患者颈部前屈，检查者一手放于患者头部病侧，另一手握住患肢的腕部，呈反方向牵拉，如感觉有疼痛或疼痛及麻木有所加重则为阳性。若在牵拉的同时使患肢做内旋及腕部弯曲动作，出现疼痛及麻木加重现象称为加强试验阳性（图3-2）。

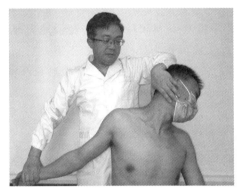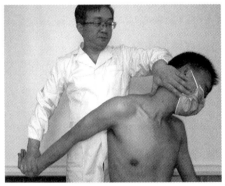

图 3-2 臂丛神经牵拉试验

（2）头部叩顶试验：患者端坐，医生以一手平置于患者头部，另一手握拳叩击放置于头顶部的手背。若患者感到颈部不适、疼痛或上肢（一侧或两侧）串痛、酸麻，则该试验为阳性（图3-3）。

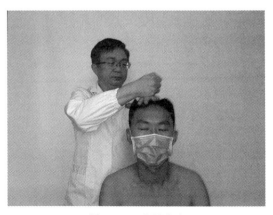

图 3-3 叩顶试验

(3)椎间孔挤压试验：患者端坐，头后仰位接受检查，头部微向病侧弯。检查者立于患者后方，用手按住患者头顶部并适当施加压力，如患肢发生放射性疼痛即为阳性。原因在于侧弯使椎间孔变小，挤压头部可使椎间孔更窄，另外椎间盘突出也会暂时加重，故神经根挤压症状更加明显。

(4)肩部下拽试验：患者端坐，让其头部偏向健侧，当有神经根粘连时，为了减轻疼痛，患侧肩部会相应抬高。此时检查者握住患肢腕部做纵轴牵引，若患肢有放射痛和麻木加重时，称为肩部下拽试验阳性。

(5)直臂抬高试验：患者取坐位或站立位，手臂伸直，检查者站在患者背后，一手扶患肩，另一手握住患肢腕部并向外后上方抬起以使臂丛神经受到牵拉，若患肢出现放射性疼痛即为阳性。可根据出现放射痛时的抬高角度来判断颈神经根或臂丛神经受损的程度。

(6)引颈试验：检查者将双手分别置于患者下颌和后枕部并轻轻提头部，如颈肩臂部疼痛症状有所好转，即为阳性。此可作为颈椎牵引的指征。

(7)压肩试验：检查者用力压迫患侧肩部，若引起或加剧该侧上肢疼痛或麻木感，则表示臂丛神经受压。该试验主要用于判别肋锁综合征。

三、颈部疾病各论

(一)颈部软组织损伤

颈部软组织损伤是指由于各种机械外力或慢性劳损等因素所引起的颈部肌肉、肌腱、腱鞘、筋膜、韧带和关节的不同程度损伤，并以局部疼痛、肿胀、功能活动受限为主要特征，好发于胸锁乳突肌、斜方肌的上部纤维。该病临床可分急性软组织损伤和慢性软组织劳损。颈部急性软组织损伤多因外力所致，慢性软组织劳损多因急性损伤治疗不彻底、慢性劳损等所致。

1. 颈部急性软组织损伤

颈部急性软组织损伤的临床特点。

(1)多发于青壮年，有明显的外伤史。

(2)有颈部疼痛、肿胀、畸形、活动受限等临床表现。患者可出现颈部僵硬并向一侧偏斜，颈肌痉挛，颈后有压痛点，疼痛可向枕、肩、臂部放射，有的患者可见个别神经根受压症状。

(3)可通过颈前屈与颈后伸试验确定受伤肌群。胸锁乳突肌和斜方肌受伤时，头颈活动需两肩伴随。斜方肌上部纤维损伤时，耸肩可使疼痛加重。

2. 颈部慢性软组织劳损

颈部慢性软组织劳损的临床特点。

(1)有较长的颈部软组织损伤史或长期从事需低头的工作。

（2）患者颈后、肩胛骨内上角、肩胛内缘、肩胛区有压痛点，痛区有时可触及硬结或条索状物，活动时有牵拉感。

（二）落枕

落枕主要是因睡眠时颈部姿势不良以致局部肌肉被牵拉、扭伤，引起斜方肌等损伤所致。本病多发于夜间或早晨。其压痛点见图 3-4。

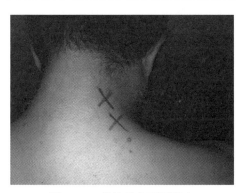

图 3-4 落枕后主要压痛点

1. 诊断

根据以下临床特点可诊断。

（1）一侧肌肉痉挛，并牵涉肩部及上臂不适。以颈部僵硬、疼痛、酸胀、活动受限为主要临床表现。

（2）颈部为发僵微前屈姿势，转动不便，颈部各个方向的活动均有不同程度的受限。

（3）病变部位的棘突及其一侧肌肉有明显压痛。

2. 鉴别诊断

（1）颈部脓肿：本病任何年龄均可发生，局部有疼痛、肿胀、皮肤发红或正常，但多有发热。

（2）斜颈：头部倾斜，头颈肌痉挛，睡眠时症状减轻或消失。

（3）颈椎小关节紊乱症：棘突上或棘突一侧韧带肥厚，压痛明显。

（三）颈肌筋膜炎

颈肌筋膜炎又称颈肌筋膜纤维质炎。本病为纤维结缔组织的多发病，病因不明。但临床观察此症与轻微外伤、劳累、潮湿、受凉、偶然精神创伤，或体内感染病灶有关。

1. 临床特征

本病患者自觉颈后部僵硬感、紧束感或有重物压迫之沉重感，致使颈部活动不灵活。若早晨起床后静止不动，这种僵硬、沉重症状加重，经过适当颈部活动后症状逐渐减轻，并自觉轻松。但在疲劳或过度活动后症状可恶化，同时伴有深在持续性酸痛、胀痛或钝痛。患者自己能指出感觉最僵硬及疼痛的具体部位。

2. 诊断依据

本病发病缓慢、病程较长，可持续数周或数月，也有因受凉或头颈长期处于不协调或强迫姿势后而急性发病者。发病时不适感及症状只局限于颈后部，严重时可伴有头痛甚至牵涉一侧肩背部，但无神经、血管症状。肌肉僵硬及压痛的多发部位在枕骨下方、胸锁乳突肌、斜方肌相交的凹陷处（相当于天柱穴），其深部为枕大神经，故其受累后可引起头后及枕部疼痛。检查时在局部可触及皮下深部有硬结，并伴有明显压痛(图 3-5)。

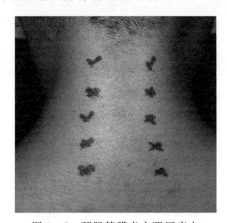

图 3-5 颈肌筋膜炎主要压痛点

(四)颈椎病

颈椎病又称颈椎退行性骨关节病。颈椎病一般发生于中年之后，发病原因主要是颈部长期慢性劳损致颈部各组织产生退行性变。其中，以钩椎关节、关节突关节、椎体后缘的骨唇形成，关节囊、项韧带、颈椎间盘(图 3-6)的退行性变最为常见。这些组织的退行性改变，逐渐导致神经根受刺激或受到挤压，而出现临床症状，且症状轻重不一、复杂多变。临床上通常又将颈椎病分为颈型、神经根型、脊髓型、椎动脉型、交感型及混合型六种类型。

1. 颈型颈椎病

一般仅有一侧或两侧颈部、肩部酸痛不适。肩痛多发生在肩部三角肌附着点处，不向上肢放射。颈部运动不灵活。颈型颈椎病又称韧带关节囊型颈椎病，急性发作时也常被人们称为"落枕"。该型颈椎病多因睡眠时头颈部位置不当、受寒或颈部骤然扭转等原因而诱发。

(1)临床特点：①颈型颈椎病突出的表现为清晨睡醒后突发性出现颈项部

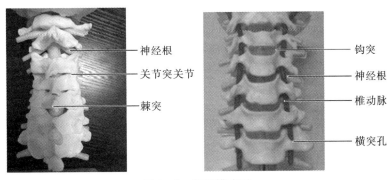

神经根
关节突关节
棘突

钩突
神经根
椎动脉
横突孔

图 3-6　颈椎模式图

疼痛，疼痛为钻痛或刀割样痛，或起床时出现抬头等活动功能受限。②疼痛一般呈持续性酸痛，头颈部呈强迫体位，活动时疼痛加剧，卧床休息后可好转。③疼痛部位较深在，不局限于某点，可累及颈项部、肩部和上背部，严重者涉及后头和上肢，患者常伴有颈部僵硬感。此型颈椎病多为急性发作，也有患者病程较长，可持续数月乃至数年，且常反复发作，时轻时重。慢性病程患者主诉头部转动时发出异响。

（2）诊断依据：①可见患者头部偏向患侧，以缓解疼痛及不适。②患侧颈部肌肉紧张、活动受限。胸锁乳突肌后缘、乳突后下方、斜方肌、提肩胛肌外缘肌腱附着点、肌筋膜等部位常有明显局限性压痛。检查无神经功能障碍。③DR 片显示：颈椎生理弯曲改变不明显或有轻度变直及轻、中度退行性改变。

2. 神经根型颈椎病

该病为椎间盘突出后压迫一侧或两侧颈部脊神经根，或患椎钩椎关节处的骨赘伸入椎间孔内，压迫或刺激颈部脊神经根的结果，可引起患者颈肩部疼痛不适，并向该侧上肢（上臂、前臂或手指）放射。本病的疼痛为根性，故有触电样感觉，有时可有头痛，自颈后部上行至头后部，甚至到头顶，头部皮肤可有感觉异常。受压神经根支配区皮肤常有感觉改变，同时受累肌肉多有不同程度的萎缩、无力或运动受限。

神经根型颈椎病是颈椎综合征中最常见的一型，发病率仅居于颈型颈椎病之后。尤以下部颈椎（颈 4 至颈 5，颈 5 至颈 6，颈 6 至颈 7）发病最多见。

（1）临床特点：突出表现为颈部脊神经根性痛。其性质呈钻痛或刀割样痛，也可以是持续性隐痛或酸痛，并向肩、前臂乃至手指部放射，多局限于一侧。当咳嗽、打喷嚏或上肢伸展以及颈部过屈、过伸时均可诱发或加剧疼痛。部分患者常主诉伴有一侧（患侧）上肢沉重无力、部分手指麻木或蚁走感。

(2)诊断依据：①查体时可见患者颈部强直、活动受限，严重者头部处于强迫体位。于相应的颈椎横突尖部(胸锁乳突肌后缘)有明显的局限性压痛，深压时出现向肩、臂的放射痛，受压神经支配区域皮肤感觉减退、肌力减弱、腱反射异常。②病程为间歇性发展，病程长者可出现骨间肌背侧肌肉萎缩或同侧斜角肌痉挛。③臂丛神经牵拉试验、头部击顶试验及椎间孔挤压试验均为阳性。④DR检查在辅助诊断上有一定的意义，可见颈椎曲度变直或反曲、椎间隙变窄、钩椎关节增生等表现。

3. 椎动脉型颈椎病

由于颈椎(尤其是颈4至颈5和颈5至颈6)的钩椎关节有向侧方增生的骨刺，或向上关节突向前方滑脱时，压迫椎动脉或刺激椎动脉周围的交感神经丛，使椎动脉痉挛、横突孔狭窄(图3-7)，造成椎基底动脉供血不足，引发椎动脉型颈椎病。该型约占颈椎病的1/4。

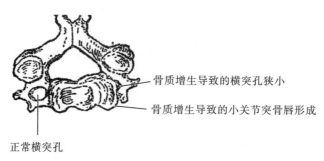

图3-7　椎体间小关节骨唇挤压椎动脉

(1)临床特点：头痛、眩晕和视觉障碍是椎动脉型颈椎病的三大症状。头痛常呈发作性，持续数分钟、数小时乃至更长；偶尔也可为持续性疼痛，且阵发性加剧。疼痛的性质呈跳痛(搏动性痛)，而且局限于一侧颈枕部或枕顶部，同时伴有酸、胀等异常感觉。疼痛多于早晨起床后、转动头颈部或乘车颠簸时发生或加剧。

眩晕也是本病最常见的症状之一，为发作性眩晕，常因变换体位、头部过度旋转、屈伸时诱发或加剧。尤其当头向右侧转动时，使右椎动脉扭曲、管腔变窄，更易引发眩晕。其性质为旋转性，患者描述为"天旋地转"或"站立不稳"的眩晕感。本病发作持续时间长短不等，可瞬间即逝，也可长达数小时或更长时间。发作期间常伴有耳鸣和听力减退，故又称为颈性眩晕。

视觉障碍表现为发作性视力减弱，出现闪光、暗点、视野缺损，偶有复视、幻视等。个别患者在颈部过伸时出现眼痛、眼肌痉挛、结膜充血等。此外，部分患者常常于颈部过度旋转时突然发生一过性晕厥、意识消失，多为短暂性，旋即恢复，该症状实为椎-基底动脉受压造成短暂性脑缺血所致。极少数病例出现"猝倒"，因突然四肢麻木、无力而跌倒但神智正常，并能迅速站起来继续活动；或出现发作性咽部疼痛，有蚁走感、刺痒感或异物感等。

本病应与颈性眩晕、偏头痛、蝶腭神经痛等相鉴别，其中本病与颈性眩晕的重要区别点为无耳性眩晕所特有的体征——眼球阵颤。

（2）诊断依据：如有上述症状反复发作史，且症状发作与头颈部活动和姿势有密切关系，应首先考虑本病。临床上可于乳突尖和枢椎棘突之间做一直线，在此连线外1/3处下方及胸锁乳突肌后缘的后方，找出明显的压痛点，压迫此点可引发显著的疼痛及异常感。引颈试验时疼痛减轻或有轻松感，若在发作期进行此试验，则常使眩晕、耳鸣等症状暂时减轻或消失。

DR平片可见颈椎钩椎关节或上关节突骨刺形成，或因椎体半脱位引起上关节突向前方滑脱。

4. 交感型颈椎病

当颈椎退行性变直接压迫或间接反射性刺激到颈椎旁的交感神经时，可使其受累而表现出包括患侧头部、上肢及上半身躯干部位的一系列症状，如感觉异常、瞳孔散大、视力模糊、平衡失调、头晕、头痛、呼吸短促、心悸、恶心、呕吐、胸前区痛等。本病常常被误诊为冠心病。

（1）临床特点：疼痛的性质为酸困、压迫性或灼性痛等，而且部位深在、界限不清，具有弥散性的倾向，但不沿周围神经干的走行放射。本病也常出现椎动脉型颈椎病之头痛症状。

心区疼痛，又称颈性心痛，也是该病的一大特征，为交感神经功能失调而引起的心脏功能紊乱，主要表现为心区疼痛，往往持续1～2小时。发作时疼痛起自肩胛部后转至心区。其最大的特点为头颈部转动，臂高举或用力咳嗽、打喷嚏时疼痛明显加剧。另外，这种疼痛发作时，患者并无心绞痛发作时常有的恐惧感，而且含服硝酸甘油类药物并不能使症状缓解，心电图检查无缺血性改变。

长期的交感神经功能失调，致使关节周围软组织挛缩、纤维化，导致关节强直以及骨质疏松或钙化，可诱发肩关节周围炎、肩-手综合征等疾病。

（2）主要体征：①颈部生理前凸变小或变直，若压迫一侧神经根，可能有侧弯。②颈部一侧或双侧肌肉紧张，并有压痛。肩胛周围肌（包括肩胛提肌、冈上肌、冈下肌、斜方肌、大小菱形肌等）和三角肌、胸大肌、背阔肌等起止点部位可能有压痛，尤以肩胛骨内上角部位的压痛常见。③患侧臂丛神经Tinel征阳性。④患侧上肢可能出现皮肤感觉减退、肌肉萎缩、肌力减弱、生理反射减弱或消失、病理反射阳性。⑤臂丛神经牵拉试验、头顶叩击试验、椎间孔挤压试验、颈椎牵引试验等可表现出阳性。

（3）诊断依据：根据临床特点并结合患侧的颈部肌腱、韧带附着点，肩关节周围有无深在的压痛区，是否伴有肌肉痉挛、强直反应等进行诊断。另外，患侧上肢的表皮温度降低，可有发凉、发绀、水肿、汗腺分泌异常、皮肤变薄等血管营养障碍表现。

5. 脊髓型颈椎病

脊髓型颈椎病的发病率较低，居于其他各型颈椎病之后，其主要因颈椎椎体后缘骨赘形成，中央型椎间盘突出，或因后纵韧带、黄韧带肥厚，以及反射性硬脊膜周围炎症等使椎管变窄，对脊髓构成直接的机械性压迫而导致。或因脊髓前动脉受损引起脊髓的供血不足，而间接影响脊髓的正常功能所致。

（1）临床特征：该病发病缓慢，可持续数年。其主要特征为缓慢进行性的双下肢麻木、发冷、疼痛和乏力，步态不稳、易跌倒。发病初期，上述症状常为间歇性发作，每当患者走路过多或劳累后出现。随着病程的发展，症状可逐渐加重并转为持续性。上述症状多发于双侧下肢，单侧脊髓受压较少见。个别病例可同时出现尿急或排便无力。

（2）诊断依据：①病程长、发展缓慢。②运动障碍表现为下肢无力，膝腱反射、跟腱反射亢进；踝震颤试验、霍夫曼征、巴宾斯基征均呈阳性。③感觉障碍。上肢可出现感觉障碍区，上胸段有感觉障碍平面。④DR 片可显示颈椎生理曲度发生改变，椎体后缘有唇样骨赘形成，椎管前后径缩小。MRI检查可显示颈椎椎管狭窄、骨刺、椎间盘压迫受累脊髓节段之影像，以明确脊髓受压的部位和程度。

（3）鉴别诊断：本病在临床上主要应与颈膨大处的脊髓肿瘤相鉴别。后者特征是：①病程呈进行性，无间歇性疼痛表现；②可发展为双下肢截瘫、大小便失禁；③常出现脊髓半切综合征；④上肢呈节段型弛缓性麻痹，下肢为痉挛性瘫痪；⑤脑脊液蛋白细胞分离现象显著。

6. 混合型颈椎病

该病是由颈椎及邻近组织的退行性改变，压迫或刺激周围的脊髓、脊神经根、椎动脉和交感神经所致，可引起一系列临床症状，且这些组织往往不是单一受累。因此，临床所见的颈椎病患者除颈型颈椎病外，多数病例既有神经根型表现又伴有交感型表现（只不过以其中某一型的症状表现更为突出）。这种病例称之为混合型颈椎病。该型颈椎病在临床最为多见。其诊断依据与治疗措施基本与上述几种类型的颈椎病相同。

（五）颈椎相关疾病

1. 胸廓出口综合征

胸廓出口综合征是由于前斜角肌的异常（如痉挛、强直）（图 3-8）压迫了由此通过的锁骨下动脉和下臂丛神经，而产生的因一系列神经、血管受压所引起的综合征候群。

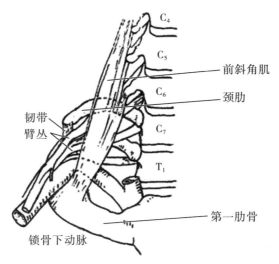

图 3-8　颈肋与纤维束带导致的斜角肌间隙狭窄

前斜角肌位于颈椎外侧的深部，起自第 3～6 颈椎横突的前结节，止于第一肋骨内缘的斜角肌结节。中斜角肌在三块斜角肌中最大、最长，起自第 6 颈椎横突的后结节，止于第一肋骨。在前、中斜角肌之间构成一个三角形间隙，间隙的底部为第一肋骨，前斜角肌终止端的后侧与第一肋骨形成一个锐角，锁骨下动脉、臂丛神经（其中的 C_8、T_1 脊神经）自此三角间隙通过。前、中斜角肌的终止部附近比较坚韧而缺少弹性，故当该肌肉发生异常时，极容易在此处造成对周围组织的压迫。

（1）病因：①因颈椎病变刺激颈神经根，而反射性地引发。②因出现颈肋和第 7 颈椎横突过长及第一肋骨变异，而刺激由此通过的臂丛神经所致。此类患者若长时间上举上肢，可加速症状的出现。一旦出现症状，该肌肉的痉挛可引发疼痛的恶性循环，如不进行有效及时的治疗则很难治愈。

（2）临床特征：自颈部向上肢（尤其是尺侧）的放射痛是该病的主要症状。疼痛的性质是钝痛，颈部和上肢改变位置时，疼痛的程度也随之发生变化是其特征。当颈椎转动，深吸气或上肢外展、上举时可加剧疼痛，严重者可累及枕部和胸部。夜间时疼痛常加重以致影响睡眠。疼痛放射区域常伴有麻木、蚁行、刺痒等异常感觉。有的患者可有上肢肿胀，皮肤发凉、苍白等表现。

（3）诊断依据：该症多发生于中年人，右侧多于左侧。患者常习惯于用手支撑头部以保持头部向患侧倾斜的姿态。检查时可见患侧锁骨上窝略显饱满，触时可感到前斜角肌紧张。于胸锁乳突肌后缘向内压迫时，能引发向上肢的放射痛。颈部伸直时疼痛加重。压肩试验阳性（图3-9）。

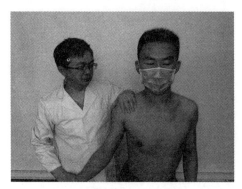

图3-9 压肩试验

2. 颈肋综合征

颈肋是人类退化不完全的先天性发育畸形，多发生于第7颈椎。但有颈肋的人并非都出现症状，临床多见患者在40岁左右才出现症状。因其引起的症状较复杂，故又称颈肋综合征。

（1）临床特点：该病好发于40岁以上人群，女性多于男性，右侧多于左侧。即使是双侧颈肋发病，也是右侧容易出现症状。发病多见于紧张劳动或外伤之后。

本病的主要症状是疼痛、不舒适感和颈部僵硬，头部常偏向患侧，以求减少血管、神经的张力而使疼痛缓解。疼痛部位以肩部为主，并可放射至肘关节、前臂尺侧及第四、五手指。疼痛常于白天严重，休息或夜间入睡后则减轻。有时患者可伴有上肢或手部感觉异常，如麻刺感，但当抬起上肢时疼痛则消失或减轻。

血管受累表现为手指出现反复的肿胀、发冷、肤色苍白或麻刺痛。极严重的病例可发生手指末端坏疽。有一部分患者可同时伴有交感神经症状。

（2）诊断依据：患者外观可见其头部常向患侧倾斜。颈椎活动受限。颈基底部有明显压痛，在颈肋区加压能引发局部压痛及放射痛。于锁骨上区偶尔可见较对侧饱满并能触及搏动的动脉，在锁骨下动脉处可闻及杂音。令患肢后伸时，可在锁骨上区触到一压痛性硬物。患侧上肢运动并不受限，但病情严重者可出现上肢肌力减弱、肌肉萎缩和手部内在肌肉的颤动，有时肱二头肌反射、肱三头肌反射减低。Adson 试验为阳性。

DR 检查显示颈 6、颈 7 处有颈肋，对诊断有帮助，并可显示它的大小、形状以及与锁骨及第一肋骨的解剖关系。

3. 膈神经疼痛综合征

膈神经为混合神经，包含运动纤维和感觉纤维，主要来自 C_4 神经前支，也有部分来自 $C_3 \sim C_5$ 神经前支。膈神经疼痛综合征系指由膈神经径路上的各种刺激性、压迫性病变所致的一种疼痛综合征。

(1)解剖：膈神经在颈部由前斜角肌上端的外缘经该肌前面一直下行到前斜角肌内缘，随后进入胸腔，支配膈肌活动。膈神经还有感觉支分布于胸膜、心包膜、膈和膈下面的腹膜(图 3 - 10)。

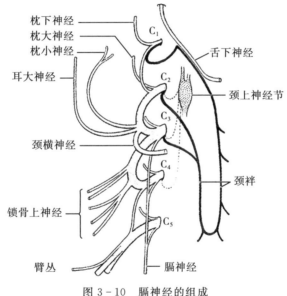

图 3 - 10　膈神经的组成

(2)病因：常为继发性膈神经损害，由膈疾患、颈淋巴结肿大、肿瘤压迫(如颈部或纵隔肿瘤、锁骨下动脉或主动脉瘤)等所致，个别亦可与风湿病、结核、疟疾等感染，酒精或铅金属等中毒，以及臂丛阻滞麻醉或其他原因而致的膈神经损伤等有关。导致膈神经麻痹的常见原因为 $C_3 \sim C_5$ 脊髓前角细胞损害。

(3)临床表现与体征：膈神经受损后多表现为膈肌运动障碍，即运动障碍型，一般称之为膈神经麻痹，但此型亦常合并有不同程度的疼痛症状。单纯疼痛型，即膈神经痛，较少见。膈神经麻痹可发生于双侧或单侧，其主要表现为膈肌瘫痪，吸气时腹部显著内凹而呼气时则凸出，以及胸腹部 DR 透视显示横膈活动减少并升高等。上述表现主要见于双侧膈肌麻痹，若为单侧膈神经受累，则其症状较轻，但DR透视亦可发现一侧膈肌活动受限时的表现。据此不难对膈神经麻痹做出诊断。

膈神经痛通常发生于一侧，而且大多数为左侧。其主要症状为膈区、颈深部及肩部疼痛，其中常以肩部（横膈牵涉痛区）症状出现最早和较重，甚至可向上肢乃至手指放射。有的表现为肝区疼痛，疼痛可呈发作性出现，或为持续性，呼吸、咳嗽、吞咽或其他膈肌活动时均可诱发或加剧疼痛。因此，这些活动可因疼痛而明显受限，以致呼吸短促、吞咽及咳嗽均感困难。此外，疼痛尚可伴发呃逆，有时甚至极为顽固。检查时常见患侧的肋骨游离端（肋弓）、颈部斜角肌前端接近胸锁关节处，以及肩峰等部位显著压痛。膈神经痛的预后一般良好，但常有复发的倾向，其诱因往往是受凉、胃肠功能紊乱等。根据神经性疼痛性质和压痛的典型部位，以及容易复发等特征，即可做出诊断。但必须注意排除心、肝、胃、肺等内脏病所致的牵涉痛，可根据相应的内脏病史及其他主要症状和体征进行鉴别。

4. 臂丛神经疼痛综合征

臂丛神经痛分为根性神经痛、丛性神经痛及干性神经痛三种。其中，根性神经痛是引起臂丛神经痛的最常见原因，丛性神经痛次之，干性神经痛更次。这里主要讨论由于不同原因造成的臂丛病变而产生的疼痛综合征。临床上臂丛病变引起的臂丛神经痛并不少见，但是由于臂丛由第5～8颈神经前支和第1脑神经前支大部分纤维组成（图3-11），因此，常与根性臂丛神经痛引起的症状相混淆。二者的症状表现虽较相似，但其发病原因却有很大的区别。根性臂丛神经痛常因颈椎及其周围组织病变和椎管内软组织病变引起，而臂丛神经疼痛综合征则主要由锁骨上、下窝的各种病变引起。

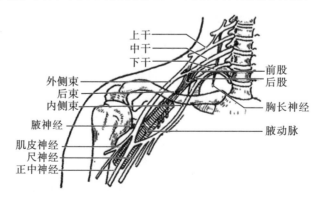

图3-11　臂丛的组成

（1）病因。

1）臂丛损伤：为常见病因，除弹伤、刺伤、锁骨骨折及新生儿产伤外，剧烈的牵拉或扭转手臂，臂部过度运动或臂固定时头部过度运动等均可引起臂丛损伤。

2）胸廓上口组织异常：如出现颈肋、第一肋骨变形、锁骨下动脉病变，以及造成锁骨与肋骨间隙狭窄的其他原因等，可使臂丛受到刺激或压迫而引发臂丛神经的痛麻症状。

3）肿瘤与淋巴结病变：如甲状腺肿瘤侵犯臂丛神经而产生上肢的痛麻等症状。

4）肩关节炎与肩关节周围炎：有时也可累及部分臂丛神经而产生症状。

5）感染、中毒与变态反应性、免疫性臂丛神经炎：由这些因素引起的单纯性臂丛神经炎极为少见，多因臂丛周围组织的炎症扩散或感染、中毒，或血清性多发性神经炎而受累。

（2）临床特点及体征。

1）疼痛：发病初期多呈间歇性，继而可转为持续性并阵发性加重。疼痛开始时主要在锁骨上、下窝的臂丛解剖区域，不久即可扩展至肩后部，并向上臂、前臂以手部放射。其性质可呈钝痛、刺痛或灼痛，并常伴有较弥散的酸、沉、麻、冷等异常感，有时甚至可累及胸背及颈枕部。上肢活动，尤其是外展、上举等牵拉臂丛的动作，往往可诱发或加剧疼痛，所以患者常采取收臂、屈肘和头颈部向患侧倾斜的姿势，以求臂丛神经松弛而减轻痛苦。

2）压痛：锁骨上、下窝，肩胛冈上方，腋窝及上肢各周围神经干（如上臂肱二头肌内缘、肱骨内上髁后方、肘关节内侧中间或前臂内侧正中）等处常有明显的压痛。

3）神经牵拉体征：臂丛神经牵拉试验及直臂抬高试验大多呈阳性。

4）神经功能障碍：其程度不一，多数较轻或不明显。严重臂丛损伤者，除疼痛症状外，尚可产生不同程度的臂丛神经麻痹现象。在临床上，一般根据臂丛损害的部位及其表现不同，将其分为上臂丛麻痹和下臂丛麻痹两型。

• 上臂丛麻痹为 C_5、C_6 神经根的上干损害所致，可引起腋神经（三角肌）和肌皮神经（肱二头肌和肱肌）功能丧失，桡神经（肱桡肌、旋后肌）功能部分丧失。此型特点是上肢近端麻痹，手的功能保留。

• 下臂丛麻痹为 C_8、T_1 神经根或下干损害所致。以引起尺神经和正中神经的受损症状为主，如前臂内侧及手部尺侧疼痛和感觉障碍，手部无力及肌萎缩以致呈"爪形手"（图 3-12）。如有星状神经节的交感神经纤维受损，则尚可出现霍纳征，以及患肢皮肤颜色改变、皮肤脱屑、手指肿胀、指甲变形等。此外，由于在解剖位置上，上、下臂丛和锁骨下动脉毗邻，故而常合并有上肢供血不足症状，如手部皮肤发凉、苍白或青紫，以及桡动脉搏动减弱等。当损害发生在高位连合支（至眼的交感神经纤维发出处）时，则伴有霍纳征，即瞳孔缩小、上睑下垂、眼裂变小。感觉障碍发生于上肢内侧。严重的臂丛病变依病变部位的不同，可引起上肢相应肌肉的萎缩和弛缓性瘫痪并形成手的特殊姿态。

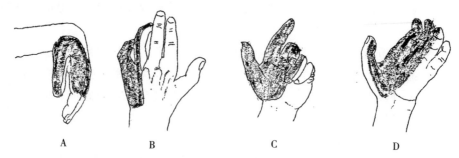

A. 腕下垂（桡神经受损）；B. 爪形手（尺神经受损）；C. 祝福手（正中神经受损）；

D. 猿手（正中神经和尺神经受损）

图 3-12　手部神经受损

第二节　肩部疼痛性疾病

一、肩部功能解剖

肩部包括肩肱、肩锁、肩胸、胸锁四个关节，由于肩部疼痛及其功能受限与上述解剖结构有密切联系，如果某种疾病影响其中一个关节出现炎症、损伤时，就会影响患者的正常生活与工作。

1. 肩肱关节

肩肱关节一般俗称肩关节，是全身关节中活动范围最大的关节，因肱骨头较大，但关节面只有 1/4～1/3 与肩胛盂接触，因此其是全身关节中稳定性最差的关节，易脱位。肩关节前方有盂肱韧带，上方有喙肱韧带，下方无韧带，是最薄弱的部位，肱骨头容易由此脱位。冈上肌、冈下肌、小圆肌和肩胛下肌的肌腱扁阔，紧密附着于关节囊，止于肱骨大结节和肱骨解剖颈的边缘，环绕于肱骨头的上端，称"肩袖"，有稳定肩关节并协助其外展及内、外旋活动的作用。如肩袖损伤，则可严重影响肩关节的主动活动。肩部滑囊较多，其中以肩袖与三角肌、肩峰之间的肩峰下滑囊最为重要，其也是肩部疼痛性疾病发生的解剖基础。中老年患者，肩峰下滑囊容易发生萎缩和变性，使肩关节的活动受到影响。

2. 肩胸关节

肩胸关节为肩胛骨与胸壁之间的一个间隙，并不是一个真正的关节。只是在其中充满着非常疏松的蜂窝组织，因此肩胛骨有较大范围的活动度。肩肱关节和肩胸关节呈高度协调性活动，肩部有疾患时其活动随之受限。

3. 肩锁关节

肩锁关节由锁骨外侧端与肩峰所组成，其关节活动范围较小。

4. 胸锁关节

胸锁关节为上肢与躯干唯一相连的关节。关节内有一个纤维软骨盘，允许锁骨在肩部运动时发生旋转和滑动。胸锁关节出现炎性反应及损伤会影响上臂运动功能，肩部各关节既单独运动，又协同运动。

二、肩部的检查

(一)视诊

肩部视诊时首先要求患者暴露上半身，端坐，双手平放于两膝，检查者从前、后、侧方仔细观察，并与对侧相同部位做对比。观察两肩及肩胛骨的高低是否一致、有无肿胀、肩胛骨内缘与脊柱距离是否相等、有无肌萎缩等。

1. 肩部畸形

(1)方肩：肩部是否圆润，如呈塌陷状，要考虑可能为腋神经麻痹而引起的三角肌萎缩。

(2)平肩：可因斜方肌瘫痪所致。

(3)翼肩：患者平举上肢时肩胛骨部翘起离开胸壁，主要为前锯肌瘫痪所致，状如鸟翼。

2. 肿胀

肿胀主要见于因为各种操作出现感染及渗出致肩关节内有大量的积液或积脓的情况。周围软组织发生急性炎性浸润时，在肩关节前内方、后外方可有显著肿胀及触痛。

3. 肌肉萎缩

肌肉萎缩是肩部疾病常见的症状之一。在肩周疾病中，三角肌、冈上肌、冈下肌、斜方肌、背阔肌等处均可出现肌萎缩，腋神经麻痹可引起三角肌萎缩、失用性肌萎缩等。

(二)触诊

1. 压痛点

压痛点对诊断有特殊意义。

(1)结节间沟：肱二头肌长头肌腱及滑液鞘在大、小结节之间的肱骨结节间沟中走行。若此处有固定的压痛点，提示为肱二头肌腱鞘炎。

(2)肱骨大结节：在大结节顶端有明显压痛主要考虑为肩袖损伤、冈上肌肌腱损伤；除大结节顶端有明显压痛外，若大结节外下方也有压痛，则说明冈下肌、小圆肌肌腱也受损伤。

(3)喙突：患有肩关节周围炎时，在喙突顶部及肱二头肌短头肌腱部位可触及明显压痛点。

(4)肩峰下：患肩峰下滑囊炎时在肩峰下稍内侧有明显压痛点。

(5)肩胛骨内上角：为肩胛提肌附着点，某些颈椎病患者在此处常有压痛，与劳损有关。

2. 局部触诊

(1)若三角肌或肱二头肌短头肌腱的部分纤维增厚，在肱骨结节处可触及摩擦感。

(2)在陈旧性肩袖损伤中，若为冈上肌腱炎，在上臂外展运动中，当损伤的部位滑过肩峰时，可触及摩擦感。

(3)若肱二头肌长头肌腱移位，滑出结节间沟时，可以闻及弹响声。

(4)若有骨软骨炎或有游离体时可触及单一弹响感。

(5)若滑膜增厚或关节软骨面不平滑，肩关节运动范围内可能触及或闻及粗糙的摩擦感。

(三)特殊检查

1. 杜加氏征

杜加氏征又称肩内收试验。让患者屈曲患肢肘关节，然后用患肢的手去扪对侧肩部，若肘关节能贴近胸壁即为正常，否则为阳性，说明有肩关节脱位。杜加氏征阳性可有三种情况：①当手搭对侧肩部时，肘关节不能靠近胸壁；②当肘关节靠近胸壁时，手不能搭在对侧肩部；③手搭肩和肘靠胸均不可能。

2. 耸肩试验

检查者站于患者背后，双手分别按在其双肩上，让患者做耸肩动作，耸肩无力者可见于肩锁关节脱位，及副神经损伤引起的斜方肌麻痹。

3. 梳头试验

梳头试验是疼痛科肩关节功能检查中很重要的试验。梳头试验涉及肩关节前伸、外展和外旋等多个动作。若此试验阳性，说明肩关节有"冻结肩"的早期征象，以及肱二头肌长头腱鞘炎、韧带撕裂、关节囊粘连、三角肌下滑囊炎肩袖损伤等，见图 3 - 13。

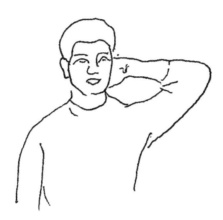

图 3 - 13　梳头试验

4. 肩关节外展试验

患者的患侧上肢由下垂位开始主动做外展运动直至上举过头，检查者注意其疼痛时的外展角度，随时询问患者疼痛情况。外展时肩部疼痛的临床意义：①患者刚开始外展即有疼痛，可见于肱骨骨折、锁骨骨折、肩关节脱位等。②开始外展时不痛，但外展越接近 90°位越痛，可能为肩关节粘连。③外展过程中有疼痛，但上举时疼痛反而减轻或不痛，可能为三角肌下滑囊炎或肩峰下滑囊炎。④患者能主动外展，但无力继续上举，可能为斜方肌瘫痪或上臂丛麻痹。⑤从外展到上举的中间一段(60°～120°)出现疼痛，常称"疼痛弧"。小于 60°或大于 120°反而不痛，可能为冈上肌损伤或肩袖损伤。若冈上肌完全断裂，主动外展的幅度小于 40°，若检查者扶其上臂被动外展至 40°以上，则患者又可自己继续完成主动外展动作。

5. 肱二头肌长头紧张试验

患者屈曲肘关节，前臂外旋(旋后)，或让患者抗阻力地屈肘及前臂旋后，若肱二头肌长头肌腱结节间沟处疼痛明显，说明有肱二头肌长头腱鞘炎。

三、肩部疼痛性疾病各论

(一)肩袖损伤

肩袖损伤是中年以上人群的常见病，主要症状是肩部疼痛，特别是活动后症状明显加重，肩关节各向活动功能受限。

1. 临床特点

肩袖完全破裂的当下有局部锐痛，但随即减轻，不久疼痛又趋严重，患者不敢活动肩关节，只能借肩胛、胸壁间滑动做轻度外展动作。在破裂后几小时内，局部尚未出现肿胀之前，可见肩头部出现凹陷、局部有压痛、肱骨大结节处隆起，活动肩关节可见其滚动并引起软组织弹响。肩袖破裂后，经7～10天疼痛逐渐减轻，肩肱关节可外展25°左右，破裂后2周，可出现冈上肌或冈下肌萎缩。如果破裂小，限于冈上肌腱，则在施行局部注射后，肩关节可外展至90°并可上举但乏力；如破裂较大，涉及肩胛下肌及冈下肌部分，则肩关节不能外展至90°，后期肩关节被动活动无限制，坠落试验为阳性。

2. 主要体征

(1)肱骨大结节及三角肌止点部有压痛点。

(2)压痛点部位用局麻药止痛后，肩部恢复正常运动者为不完全破裂，仍有明显障碍者为完全破裂。

(3)肩关节活动时局部有弹响和疼痛，完全破裂者更为明显。

(4)当破裂的肩袖滑经肩峰下时，患者感到疼痛加重，通过肩峰范围后则疼痛消失。肩外展上举60°～120°范围内有疼痛，为疼痛弧，见图3-14。

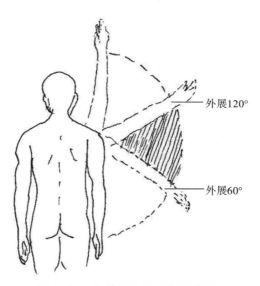

图3-14 肩关节外展试验"疼痛弧"

3. 诊断

肩袖破裂的临床表现因程度不同而异。可有肩部外伤后肩前方疼痛，伴大结节及肩峰下压痛。外旋、内收肩关节，可诱发疼痛，在肩袖处可摸到软组织缺损或活动时有摩擦感，主动举臂困难及患肩坠落试验阳性。大结节撞击试验阳性、肩关节外展疼痛弧阳性，均提示内有损伤或破裂。如有冈上肌萎缩或肩关节痉挛，多表示病情较久且较重。

肩关节造影和肩关节镜对诊断肩袖损伤具有重要意义。肩袖损伤可分为挫伤、不完全断裂和完全断裂三种。对于肩关节不无全断裂、挫伤，可通过肩关节镜从关节腔向上观察情况，或从肩峰下滑囊向下观察肩袖外面的情况。

肩袖破裂应与冈上肌腱钙化相鉴别，后者 X 线片可显示钙化影。核磁共振对肩袖损伤诊断意义较大。

(二)肱二头肌长头腱鞘炎

肱二头肌长头腱鞘炎的病因主要为退行性变和外伤，临床多见外伤或劳损后发病。如投掷运动、棒球和网球运动后常急性发病，多因未做好准备运动而引起。40 岁以上中年人，因肱二头肌长头腱长期在狭窄的肱骨大、小结节间的结节间沟过度摩擦而致退行性变者，更易发生肱二头肌长头腱鞘炎。

1. 临床特点

本病多数呈慢性发病过程，发病时肩部酸、胀、痛逐渐加重，多呈持续性，休息后减轻，活动时加重，有时疼痛可向上臂三角肌放射。

2. 主要体征

(1)压痛：沿肱二头肌腱通过盂肱关节及结节间沟处有剧烈压痛，此乃本病特征性体征。

(2)抗阻力试验阳性：即举臂和屈肘时，做肱二头肌抗阻力试验，肩部疼痛加剧。

(三)肩关节周围炎

肩关节周围炎又称"冻结肩""肩凝症"，以中年以上人群，尤其是 50 岁左右的发病者居多，故又称"五十肩"。本病是以肩部疼痛和肩关节运动障碍为主要表现的常见疾病。本病发病缓慢，患者有明显慢性劳损史，亦有因颈椎病而继发颈性肩周炎者。

1. 临床特点

本病表现出一种特殊的临床过程，即病情进展到一定程度后不再继续发展，疼痛逐渐减轻乃至消失，关节活动也逐渐恢复。整个病程较长，常需数月至数年之久。该病多见于女性，男女患病率之比为 1∶3，左侧多于右侧，也有少数患者双侧同时患病。疼痛的性质为钝痛，部位深在，叩诊时有舒适感。患者夜间疼痛加重，因此常影响睡眠，平时多呈限制上肢外展、上举和外旋的保护姿势，偶尔过度活动可引起剧烈的锐痛。严重者不能完成梳头、穿、脱衣，系腰带等动作，以致影响日常生活和劳动。病程长者，可出现冈上肌、冈下肌和三角肌等的明显萎缩。

根据临床症状的变化，该病可分为冻结开始期、冻结期和解冻期。大部分肩周炎患者预后良好。

2. 主要体征

(1)肩部疼痛性质为酸痛、钝痛，肩关节外展、上举时疼痛加重。严重者疼痛可放射至同侧上臂、前臂，甚至颈、枕部(图3-15)，夜间疼痛加重可致患者不能入睡。

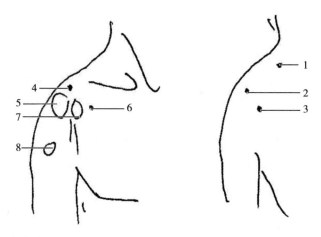

1. 颈后部牵涉痛区；2. 肩峰下；3. 四边孔；4. 肩锁关节；5. 肱骨大结节；

6. 喙突；7. 肱骨小结节；8. 三角肌附着点

图3-15　肩关节周围炎时常见的压痛点

(2)触诊肩部有数个压痛点，常见部位为患侧三角肌下滑囊及肩峰下滑囊部、肱二头肌长头肌腱沟(肱骨结节间沟)、喙突部及肱二头肌短头肌腱、冈上肌、冈下肌及肩胛下肌肌腱部、关节间隙前方、冈下窝中央部(图3-15)。

(3)梳头试验阳性，以肩关节外展、上举及内旋、外旋运动受限最严重，故患者不能梳头，穿衣伸袖困难，见图3-13。

(4)病程多伴有三角肌萎缩。

3. 诊断

本病以肩关节疼痛、僵硬，主、被动活动受限，患侧肩关节周围有多个压痛点为主要特征。压痛点被认为是肌筋膜症的重要诊断依据。该病的压痛点分布有一定的规律性，多集中在喙突下方胸大肌止点，大圆肌、小圆肌、冈上肌、冈下肌、三角肌肌腱止点和肱二头肌长头肌腱处。

DR检查无明显阳性特征。根据上述症状、体征，对该症不难做出诊断。

4. 鉴别诊断

本病常需和颈椎病、钙化性肌腱炎、肱二头肌长头腱鞘炎进行鉴别。后二者临床症状与本病极其相似，临床鉴别也较困难，往往须行 DR、MRI 或关节腔造影检查。

(四)肩峰下滑囊炎

肩峰下滑囊大部分位于三角肌下(深面)，小部分位于肩峰下，在冈上肌腱的浅面。本病是引起肩痛的常见原因，多由慢性劳损、外伤引起。

1. 临床特征

经常从事肩部负重工作的人容易患此病，且右侧比左侧发病率高 2 倍。本病多见于 30～40 岁的男性。

其主要症状为肩部疼痛、肌肉僵直和肩关节活动受限。临床往往急性起病，突然疼痛，且疼痛往往是不可忍受的刺痛，患者可因疼痛而不能入睡。疼痛的部位以肩峰部最为剧烈，并向上臂及拇指侧或颈部和肩胛方向放射。肩关节前后活动尚可，但外展和旋转时明显受限，并引发剧痛。疼痛一般持续 10～14 日后转轻。DR 检查，有时可在肩关节冈上肌腱部发现钙沉着显影物，此征对慢性滑囊炎有一定的诊断价值。

2. 主要体征

(1)肩痛，肩外展外旋运动时疼痛可加重。

(2)上臂外展 90°，进行旋转活动，肩前外侧有明显的摩擦音，有时如嵌顿状。

(3)肩峰前缘下方有压痛。

3. 诊断

(1)患者多为经常从事肩部负重工作的年轻人。

(2)发病初期，患者肩关节前部明显肿胀，上肢外展及旋转动作明显受限。DR 检查，有时平片可在肩关节冈上肌肌腱部发现钙沉着显影物，这对慢性滑囊炎有一定的诊断价值。

(3)核磁共振可提示肩峰下滑囊有渗出液。

第三节　肘部疼痛性疾病

一、肘部功能解剖

肘关节由肱骨下端、尺骨上端和桡骨头组成。肱骨滑车与尺骨半月切迹构成肱尺关节，主肘部的屈伸运动；肱骨小头与桡骨头构成肱桡关节，主要功能为旋转运动，也参与肘关节的屈伸活动。桡骨头和尺骨组成上尺桡关节，与下尺桡关节一起完成前臂的旋前和旋后运动。

肘部有正中神经、尺神经、桡神经通过，骨折或脱位时，有时会损伤神经，应仔细检查。

二、肘部的检查

(一)视诊

(1)两侧是否对称，有无关节强直，有无肌肉萎缩。

(2)生理性提携角是否存在，一般为 5°～7°。

(3)肿胀。注意区别以下两种肿胀。

1)关节肿胀：观察鹰嘴两旁正常凹陷情况。大量积液时，肘关节处于半屈曲位，肘关节有积液，说明有炎症。观察尺骨鹰嘴部肿胀情况，如肿胀考虑为尺骨鹰嘴滑囊炎。

2)软组织肿胀：肘部弥漫性肿胀多为包括慢性劳损在内的各类损伤所致。

(二)触诊

(1)肱骨外上髁压痛点，如网球肘。

(2)肱骨内上髁压痛点，如屈肌总腱劳损。

(3)肘外侧副韧带压痛点，如外侧副韧带损伤。

(4)尺神经沟压痛点，如迟发性尺神经炎、复发性尺神经脱位等。

(5)在肱骨内上髁与尺骨鹰嘴之间的尺神经沟中可触及尺神经，检查有无压痛及尺神经变粗等炎症表现。

(6)若有肿块应注意肿块的部位、硬度和活动度。鹰嘴突部位囊肿多为鹰嘴滑囊炎；肘后部有浑圆的肿块多为游离体；肘前部肌肉内有大小不一的硬块，可能是骨化性肌炎。

(三)特殊检查

1. 密勒(Mill)征

嘱患者将肘伸直，腕部屈曲，同时将前臂旋前，如果肱骨外上髁部感到疼痛即为阳性，对诊断肱骨外上髁炎(网球肘)有意义。

2. 伸肌紧张试验

让患者屈腕、屈指，检查者将手压于各指的背侧做对抗，再嘱患者抗阻力伸指及背伸腕关节，如出现肱骨外上髁疼痛即为阳性。

3. 屈肌紧张试验

让患者握住检查者的手指(示指至小指)，强力伸腕握拳，检查者手指与患者握力做对抗，如出现内上髁部疼痛即为阳性，多见于肱骨内上髁炎。

三、肘部疼痛性疾病各论

(一)肱骨外上髁炎(网球肘)

肱骨外上髁为伸腕肌、伸指肌腱的附着点。由于长期反复的主动收缩运动而发生劳损。多见于青壮年人群,与工种有一定关系,如网球、羽毛球运动员,瓦木工等易发生该病。患者自觉患肢运动时肘外侧疼痛,尤以握拳、伸腕或旋转前臂时疼痛加重。

1. 临床特点

本病患者做用力握物、拧物等动作时,疼痛加剧。因此,患者的握力下降。患病严重时疼痛可向前臂放射或涉及肩、臂部。

2. 主要体征

(1)在肱骨外上髁、肱桡关节和桡骨头的外缘,可以找到明显压痛点,甚至在肱骨外上髁前外侧可有更为广泛的压痛点(图 3-16)。

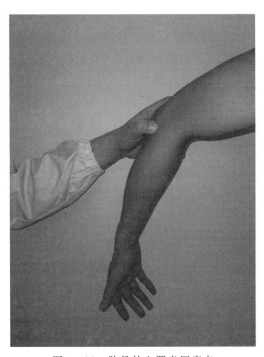

图 3-16　肱骨外上髁炎压痛点

(2)密勒(Mill)征及伸肌紧张试验阳性。

3. 诊断

本病病程较长,且常反复发作。在肱骨外上髁或肱桡关节处有限局性明显压痛点。行抗阻力伸腕试验（Mill 试验）时疼痛加剧，即肘部由屈曲位伸展时，增加前臂的抵抗力，并使前臂内旋和手背屈。

DR 检查多数无异常，极少一部分患者肱骨外上髁局部密度增加并变形。

(二)肱骨内上髁炎(高尔夫球肘)

由于此病多发于进行高尔夫球运动的人群，故也称为高尔夫球肘。肱骨内上髁是前臂屈肌总腱的起点，由于腕部频繁地用力屈曲，而造成前臂屈肌附着点的肌腱、腱膜、骨膜等组织劳损或损伤引起肘关节后内侧肱骨内上髁处疼痛。

1. 临床特点

行握拳抗阻力试验时，表现为明显的屈腕疼痛加剧。

2. 主要体征

患者肘关节后内侧有明确压痛点。

(三)尺骨鹰嘴滑囊炎

尺骨鹰嘴滑囊炎又名矿工肘。矿工和学生经常以肘部屈曲姿势进行活动，鹰嘴处长期受慢性刺激而致鹰嘴突滑囊炎和积液。尺骨鹰嘴滑囊包括鹰嘴皮下囊、鹰嘴腱内囊(在肱三头肌腱内)和肱三头肌腱下囊(位于肱三头肌和尺骨鹰嘴之间)。

1. 临床特点

尺骨鹰嘴部半球状膨隆，有时稍发红，局限性肘后疼痛。关节活动受限，患肢不能伸直，半屈曲位时可提物。

2. 主要体征

(1)可见鹰嘴部皮下局限性凸起，如半球状，肘关节屈曲时尤为明显。

(2)触诊有囊性感，轻度触痛。

(3)关节囊外病变，不影响肘关节活动，活动时无疼痛。

3. 诊断

本病可根据临床症状与体征诊断。

(四)迟发性尺神经炎

迟发性尺神经炎是以臂丛神经损伤、尺神经沟部软组织反复损伤而引起的手部握力下降及前臂及手尺侧麻木为特征的临床常见疾病。

(1)本病往往有肘关节外翻畸形。

(2)尺神经沟处有明显的压痛及放射性痛。

(3)小指呈屈曲状态。

(4)尺神经支配的小指及环指尺侧的掌侧面感觉迟钝或痛觉消失。

第四节　腕及手部疼痛性疾病

一、腕及手部功能解剖

腕部为前臂与手的连接结构，包括 8 块腕骨以及与其形成关节的桡、尺骨下端和 5 个掌骨的近端，形成桡腕关节、腕骨间关节以及腕掌关节，其中以桡腕关节最为重要。腕骨 8 块，分成两排。近侧排自桡侧起为舟骨、月骨、三角骨、豌豆骨，远侧排为大多角骨、小多角骨、头状骨和钩骨。近侧排的舟骨与月骨的桡侧半，同桡骨远端关节面相对；月骨的尺侧半与三角骨，同尺骨小头相对，中间以三角软骨相隔，此三角软骨对维持下桡尺关节的稳定非常重要。

尺骨小头以三角软骨盘及韧带与近侧腕骨相连接，不直接形成关节。三角软骨盘的基底与桡骨下端相连，其尖端附着于尺骨茎突的深面，是连接桡尺骨下端的重要结构，对维持下桡尺关节的稳定起重要作用。

拇长展肌、拇短伸肌共存于一个腱鞘内，其深面为桡骨茎突，由于过度运动、摩擦、劳损，常常引起桡骨茎突狭窄性腱鞘炎。

腕管由腕骨和腕横韧带构成，是一骨韧带性的通道。管的背侧为腕骨，掌侧为腕横韧带。腕管内通过指深屈肌腱、指浅屈肌腱和正中神经，若其狭窄，则可引起压迫正中神经及肌腱的症状，称为腕管综合征。

尺神经管由豌豆骨及钩骨钩部和两骨之间的豆骨钩骨韧带所构成，并由尺侧腕屈肌腱的扩张部所覆盖，形成一个骨性纤维鞘管，即腕部尺神经管，管内通过尺神经及血管。若管腔狭窄，便会压迫尺神经而产生腕部尺神经管综合征。

掌指关节与指间关节都有关节囊，关节囊被侧副韧带及掌侧副韧带加强，以增强关节的稳定性。当掌指关节伸直时，韧带松弛，手指可以侧向活动。当其屈曲时，韧带紧张，则手指不能侧向活动。若肌腱、关节囊或韧带挛缩，就会造成这些关节的伸、屈功能障碍。

手指部屈肌腱均有腱鞘包绕，背伸肌腱只有在通过腕背间隙时有腱鞘包绕，其余部分为腱旁膜包绕。故手部由于创伤、劳损易发生腱鞘炎、腱鞘囊肿。

手部的肌肉分为手内在肌和手外在肌两类。手内在肌包括大鱼际肌、小鱼际肌、蚓状肌及骨间肌三个肌群。蚓状肌共 4 块。骨间肌共 7 块，掌侧 3 块，背侧 4 块。蚓状肌与骨间肌的协同作用为屈掌指关节，同时伸指间关节。若尺神经损伤，全部骨间肌及第 3、4 蚓状肌麻痹，表现掌指关节过伸，指间关节屈曲畸形及手指分开、并拢功能障碍。和手部有关的神经为正中神经、尺神经和桡神经，三者中以正中神经的功能最为重要，其次为尺神经。正中神经是混合神经，对手部的运动和感觉都很重要。正中神经经由桡侧屈腕肌和掌长肌之间进入腕管，自掌腱膜的深面至手掌部。其肌支支配拇收肌，大鱼际肌，第 1、2 蚓状肌；感觉支分布至掌心、大鱼际、拇指、示指、中指、环指的桡侧半的掌面和指末节背面的皮肤（拇指除外），司皮肤感觉。正中神经损伤后，感觉的丧失以拇指、示指、中指的末节最为显著，表现为手指不能屈曲和握拳，拇指不能做对掌运动，大鱼际肌萎缩，手呈扁平畸形。由于正中神经中有丰富的交感神经纤维，故其损伤后常出现灼性神经痛。

尺神经亦为混合神经，越过腕横韧带的浅面，穿过腕尺神经管后进入手掌，不通过腕管。肌支支配小鱼际肌，第 3、4 蚓状肌，全部骨间肌，拇收肌。感觉支分为掌侧支和背侧支，掌侧支分布于小鱼际的皮肤、小指和环指的尺侧半；背侧支分布于手背尺侧两个半手指的皮肤。尺神经在腕部损伤时，可引起手掌尺侧一个半手指和手背尺侧两个半手指的皮肤感觉丧失；第 2～5 手指不能分开和并拢，不能挟持；拇指外展位，不能内收；第 4、5 指掌指关节过伸，指间关节半屈位；小鱼际肌及骨间肌萎缩。

桡神经主要为运动神经，其浅支（感觉支）经腕桡侧窝进入手背，分布于手背桡侧半的皮肤，拇指，示指、中指桡侧半的皮肤。但手部的感觉主要由正中神经和尺神经支配，仅第 1、2 掌骨的背侧部分区域的皮肤感觉由桡神经浅支独立支配。由于正中神经感觉分布区域与桡神经感觉分布区域相重叠，桡神经损伤后，所失去的感觉功能，日后可由正中神经所代替。桡神经的肌支从前臂伸侧分布到伸腕肌及伸指肌，司伸腕、伸拇、伸近侧指节的功能（远侧两个指节由手内在肌伸直，所以桡神经瘫痪时，伸指功能依然存在，应以伸拇功能是否消失作为检查的依据）。若桡神经在臂部受到损伤，可引起腕下垂、拇指伸直和外展功能障碍、第 2～5 指近侧指节不能伸直，同时有浅支分布区域的感觉障碍。

二、腕及手部的检查

(一)视诊

1. 腕与手部的畸形

(1)由于伤病引起的后天畸形：①腕部尺神经损伤致爪形手；②腕部正中神经及尺神经损伤致扁平手（猿形手、铲状手）；③伸肌总肌腱部分断裂致指下垂；④桡神经损伤致腕下垂（图 3-12）。

(2)掌腱膜挛缩、前臂缺血性肌挛缩致后遗畸形、餐叉样(枪刺样)畸形等。

(3)局限性隆起,如腱鞘囊肿,以腕背处多见。

2. 腕及手部肿胀

(1)全关节肿胀,多为急、慢性关节炎所致,如类风湿性关节炎或结核性关节炎等。背侧局限性肿胀,多为腱鞘炎、筋膜或伸肌腱撕裂。侧方肿胀多为侧副韧带撕裂。

(2)腕与手部的炎症性肿胀,如指腹炎、甲沟炎、手指化脓性腱鞘炎等。

3. 前臂与手部肌肉萎缩情况

(1)前臂肌群全部萎缩:轻度者可能是失用性肌萎缩,重度者可能为臂丛神经损伤。

(2)前臂屈肌群萎缩:全部屈肌群萎缩,按之坚硬或呈条索感,可能由前臂缺血性肌挛缩引起。若尺侧屈肌群萎缩,表示尺神经或正中神经有病变。

(3)大鱼际肌群萎缩:轻度萎缩常是腕管综合征或颈椎病的一种表现,严重萎缩常由正中神经麻痹造成。

(4)小鱼际肌群萎缩:常表示尺神经有损伤或病变,如肘管综合征,颈肋、臂丛神经受压等。

(5)骨间肌萎缩:表示尺神经麻痹,主要观察第2掌骨桡侧第1骨间背侧肌是否有萎缩表现。

4. 手的休息位与功能位是否正常

(1)休息位(自然位):手在休息位时,腕关节微背伸角度小于功能位,为$10°\sim15°$,并有轻度尺偏。手指的掌指关节及近、远两个指间关节均为半屈曲状,从示指到小指,愈向尺侧屈曲愈明显。手在休息位,处于一种自然静止状态,此时手的内在肌与外在肌的肌张力,呈现一种相对的平衡状态。因此如果中枢神经、周围神经、肌肉或肌腱受到损伤,破坏了原有的平衡,则休息位改变,可致畸形。

(2)功能位:手的功能位呈略腕背伸状,背伸角度为$20°\sim25°$。拇指充分外展,掌指及指间关节轻度屈曲。其余4指略微分开,各指间关节屈曲位置较为一致,远侧指间关节呈微屈曲位。

(二)触诊

1. 腕与手部的压痛点

(1)腕关节、指间关节、掌指关节压痛:为关节炎,如创伤性、类风湿性关节炎。

(2)腕背正中压痛:伴局限性肿胀,可能是缺血性坏死,或关节囊损伤,或腱鞘囊肿。

(3)腕尺侧压痛：可为三角软骨损伤，腕尺侧副韧带损伤或尺侧腕伸肌腱鞘炎。

(4)桡骨茎突部压痛：可为外展拇长肌、伸拇短肌腱鞘炎，又名桡骨茎突部狭窄性腱鞘炎。检查时让患者握拳，第2～5指将拇指握在掌心，检查者握住患手，慢慢向尺侧扳动，桡骨茎突处出现锐痛。

(5)腕桡侧隆起部压痛：舟骨结节和大多角骨结节为外展拇短肌和拇指对掌肌的起点，此处有压痛表示起点部有撕裂伤或滑囊炎。

(6)掌指关节掌面压痛：若为屈指肌腱腱鞘炎则此处有压痛并有硬节。

(7)指间关节压痛：侧方压痛表示侧副韧带损伤。若关节各向均有压痛，表示伤及整个关节囊，以关节炎、类风湿性关节炎居多。

2. 腕与手部的肿块

腕与手部的肿块以腱鞘囊肿多见。

(三)听诊

(1)前臂部的捻发音：拇长展肌和拇短伸肌发生损伤性炎症时，腕关节做伸屈活动时可在前臂远端背侧闻及捻发音。这是由发炎的肌肉收缩与桡侧伸腕肌腱摩擦而产生的。

(2)手部的弹响：手指屈伸时，肌腱通过狭窄的腱鞘管可产生弹响。当患指做屈伸运动时，即能清楚地感到或听到弹响。

弹响是狭窄性腱鞘炎的一个症状，又名弹响指、扳机指。多发于拇长屈肌腱或其他屈指肌腱腱鞘炎。

弹响发生于3～4岁小儿的拇指时，患指不能主动伸直，被动伸直时即产生弹响。这是由拇长屈肌腱局限性增粗或腱鞘狭窄所致，称为先天性狭窄性腱鞘炎。

(四)特殊检查

1. 屈腕试验(Phalen 征)

将腕掌屈，同时压迫正中神经1～2分钟，若手掌侧麻木感加重，疼痛加剧并放射至示指、中指，即为阳性，提示有腕管综合征。

2. 握拳尺偏试验

握拳尺偏试验又称芬克斯坦(Finkel-stein)征。先将拇指屈曲，然后握拳将拇指握至掌心内，同时将腕向尺侧倾斜时可以引起桡骨茎突部锐痛。提示有桡骨茎突部狭窄性腱鞘炎，见图3-17A。

3. 手镯试验

以手握尺桡骨下端时，引起疼痛，即为该试验阳性，可见于类风湿性关节炎。

4. 腕部正中神经叩触诊试验

轻叩或压迫腕部掌侧的屈肌支持带近侧缘中点，若出现或加剧患侧手指刺痛及麻木等异常感觉，即为该试验阳性，提示有腕管综合征。

三、腕及手部疼痛性疾病各论

(一)腱鞘囊肿

腱鞘囊肿多发生于腕部背侧，手掌部少见。本病除发生于腱鞘外，还可发生于关节囊及筋膜部，见图3-17。

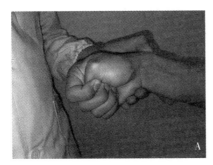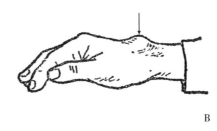

图 3-17　腱鞘囊肿

1. 临床特点

腕背部呈球形，影响美观。

2. 主要体征

(1)囊肿发生在腕背者，屈腕时可见肿物，多为球形，有时呈扁平形或多角形。肿物体积较大，一般在1~2cm。

(2)触压肿物时有囊性感，坚韧可推动，与皮肤无粘连。

(3)发生在手掌屈侧的腱鞘囊肿较小，直径多在0.5cm以下。因其位于掌腱膜下，所以触诊时感到很硬，有压痛，且很难推动，应与骨瘤相鉴别。

(二)桡骨茎突狭窄性腱鞘炎

拇长展肌、拇短伸肌经过桡骨茎突时走行于同一骨性纤维性腱鞘内，同时腕部用力时多向尺侧倾斜，因而该处易受摩擦而引起腱鞘水肿、增厚、隆起及压痛，造成肌腱在腱鞘内的滑动受阻(图3-18)。

1. 临床特点

(1)患者用手部桡侧托举物件时疼痛加重。

(2)局部偶有肿胀。

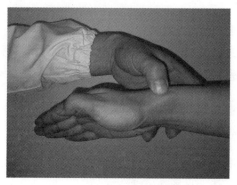

图 3-18　桡骨茎突压痛点

2. 主要体征

(1)桡骨茎突处疼痛、肿胀、压痛。

(2)拇指不能自动背伸和外展。拇指被动掌屈有剧痛。

(3)检查时让患者握拳，第 2～5 指将拇指握在掌心，检查者握住患手，慢慢向尺侧扳动，桡骨茎突处可出现锐痛，即握拳尺偏试验阳性。

(三)捻发音性腱鞘炎

本病为急性损伤性腱鞘炎及肌腱炎，常发生于拇短伸肌、拇长展肌与桡侧伸腕肌相交处。

本病主要临床特点与查体：

(1)沿肌腱通路有弥漫性肿胀、疼痛，皮肤轻度发热微红。

(2)检查者将一手置于患肢前臂背侧腕关节附近，嘱患者反复做握拳动作，伸屈手指和腕部的肌腱运动时可触及捻发样摩擦感。

(四)扳机指

扳机指又称弹响指，是一种因腱鞘增厚而发生的病变。肌腱在通过狭窄的腱鞘管时产生弹响。此腱鞘管可以看作是一种环形的狭窄隧道。本病常发生于拇指及示指的屈指肌腱腱鞘上，位置一般在掌指关节的掌侧，伸指时弹响比屈指时弹响多见。

1. 临床特点

当主动弯曲或伸直患指时，在掌指关节的掌侧可出现一清楚的弹响声，并伴发疼痛。症状重者，患指伸屈活动发生障碍，伸指更为困难，往往需要用另一只手帮忙，才能伸直，此系屈指肌腱腱鞘呈局限性增厚，影响肌腱的正常滑动。由于经常性的局部压挤，屈指肌腱本身也在该处发生结节状肿大，此结节通过腱鞘狭窄处时出现弹响声，同时可在患指掌指关节掌侧触及结节在进出狭窄环时的跳动。患者伸屈患指时均有阻力、弹响和疼痛。

2. 主要体征

(1)因肌腱膨大部位被肥厚鞘口挡住而使患指不能伸直。

(2)患者往往能屈指而不能伸指，弹响和疼痛是其主要特征。

(3)可于患指掌指关节掌侧触及一硬节，有压痛。

(五)掌腱膜挛缩

本病多发生于老年人，男性多于女性，以环指发病最多(图3-19)，其次为小指。本病由于部分或全部掌腱膜因瘢痕组织的增生而增厚、短缩，造成掌指关节近侧指间关节发生屈曲挛缩。

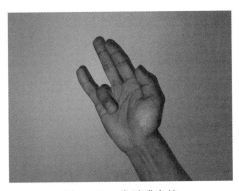

图3-19 掌腱膜挛缩

本病主要临床特点与查体：

(1)发病早期，在远侧掌横纹与环指纵轴线相交部位可扪及小结节。远侧掌横纹附近出现横行皮肤皱褶，同时可有月牙状凹陷。

(2)出现畸形。畸形先出现于环指掌指关节，继之为近侧指间关节，后亦发生于小指掌指关节及指间关节，并相继发生屈曲挛缩。远侧指间关节也可发生屈曲挛缩，且常有过伸现象。

(3)局部皮肤失去弹性，变得粗厚、硬韧，与其下挛缩的掌腱膜紧密粘连。本病应注意与手指瘢痕挛缩及先天性多发性关节挛缩症相鉴别，特别是应与较严重的狭窄性腱鞘炎相鉴别。

(六)腕管综合征

任何原因引起的腕管内的压力增高，使正中神经受压于腕横韧带的近侧缘，而产生正中神经的功能障碍，称为腕管综合征。本病是神经受压综合征中最常见的一种，可呈双侧对称性发生。

1. 临床特点

该症多见于中年人，女性多发，为男性的3倍，发病初期，患者常出现正中神经支配区域疼痛、麻木等异常感，以中指最为显著。疼痛在夜间加剧，因此常影响睡眠。有时疼痛可向前臂放散。

2. 主要体征

(1)拇指、示指、中指、环指的麻木及疼痛，尤以中指最为显著，小指不受累。疼痛在夜间或清晨出现较多，有时可出现拇指无力，活动不灵活。

(2)正中神经分布区皮肤感觉迟钝，但完全丧失者鲜见。拇短展肌肌力弱、萎缩，甚至完全麻痹。

(3)屈腕试验阳性。

(4)腕部正中神经 Tinel 征阳性(图 3-20)。

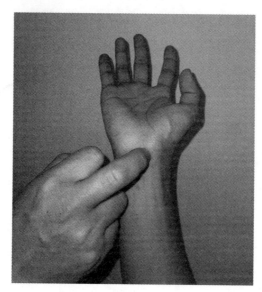

图 3-20　腕部 Tinel 征阳性

3. 诊断

(1)本病在开始时，往往表现为拇指、示指、中指指端的感觉障碍，在腕以上感觉的客观检查无阳性所见。

(2)病情严重者可见拇短屈肌、拇对掌肌的肌力减弱或麻痹，进而可出现大鱼际肌萎缩。拇收肌肌力试验、外展试验均为阳性。屈腕试验阳性者占74%，屈肘、前臂上举、腕关节极度屈曲位，即引起正中神经支配区域麻木。

(3)神经传导时间测定。对临床诊断有疑问者，肌电检查有一定的诊断意义。其传导时间延迟可长达 20ms(正常的延迟或潜伏时间<5ms)。本病应与颈椎病、胸廓出口综合征、脊髓肿瘤、多发性神经炎等加以鉴别。

(七)腕部尺神经管综合征

尺神经及血管通过腕部尺神经管时受压而发生腕部尺神经管综合征。

本病的主要体征：小鱼际肌及骨间肌肌力减弱、萎缩或麻痹。尺神经分布区皮肤感觉迟钝，但因为尺神经感觉支的背侧支不经过腕部尺神经管，所以环指、小指背侧皮肤感觉仍然存在，不受影响。

(八)腕背隆突综合征

1. 临床特点

本病的主要临床表现为腕背部隆起、疼痛，腕无力，特别是使用腕部进行强力劳动时疼痛加重。

2. 体征

(1)腕背侧第 2 或第 3 掌骨基底背侧局限性骨性隆起。

(2)局部压痛。

(3)腕关节活动不受限。

(4)DR 检查：正位像一般不易有阳性发现；腕掌关节背侧切线位像，可见第 2、3 掌骨的腕掌关节处(第 2、3 掌骨基底背侧和头状骨远端背侧)有唇样骨质增生，关节间隙狭窄、不平整，有局限性骨质硬化。

第五节　胸腰背部疼痛性疾病

一、胸腰背部功能解剖

脊柱在全身骨骼中占重要地位，可分成颈、胸、腰、骶、尾五段。除了共同的解剖生理功能外，还各有自己的解剖生理特点。本节着重介绍胸段和腰段脊柱的解剖生理特点。

胸段包括 12 块脊椎，腰段包括 5 块脊椎。一个正常脊椎的结构应该有一个椎体和椎弓，左右各有一个椎弓根附着于椎体的后侧，椎弓是弓形骨板，紧连椎体的缩窄部分为椎弓根，椎弓根的上、下缘各有一切迹。相邻椎骨的上、下缘切迹共同围成椎间孔。两侧椎弓根向后内扩展变宽，称椎弓板。由椎弓伸出 7 个突起，分别为 1 个棘突、2 个横突、两对 4 个关节突，在椎弓根与椎弓板结合处分别向上、下方突起，即为上关节突、下关节突，相邻的两个关节突构成关节突关节。关节突有关节面，关节周围有关节囊。当脊椎向前、后及侧方弯曲时关节突关节可有微小活动。此关节由于外伤等原因如有破坏或微小的错位，可以引起局部脊柱失稳和疼痛。两个椎体之间为椎间盘，由上、下两个玻璃样软骨盘、纤维环和髓核构成。

胸椎的棘突较长，斜向后下，互相覆盖呈叠瓦状。胸椎的关节突关节面近乎额状位，即一前一后，上关节突关节面主要向后略向上，下关节突关节面主要向前略向下。胸椎和肋骨通过肋椎关节和肋横突关节相连。胸椎关节突关节和肋椎关节及肋横突关节若有微小错位，如胸椎关节突关节紊乱，可以引起局部疼痛和肋间神经痛等症状，通过手法整复，症状可以缓解。

　　腰椎椎体厚大，棘突板状，水平后伸，棘突间隙较大。腰椎关节突关节面之排列为半额状位、半矢状位(图 3 - 21)，腰部的屈伸、侧屈及旋转均较灵活。各关节突关节面光滑，排列整齐，若受到损伤，其完整性及光滑性遭到破坏，可发生创伤性关节炎，引起腰背部疼痛。

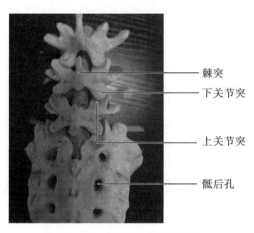

棘突
下关节突
上关节突
骶后孔

图 3 - 21　腰椎关节突的排列

　　椎间盘为连接各椎体的椎间关节，有利于脊柱的各方向活动，并有缓冲震荡的作用。自第 2 颈椎至第 1 骶椎，每两个椎体间各有一个椎间盘，总数为 23 个，占脊柱全长的 1/5～1/4。椎间盘由纤维环、髓核及软骨板构成。纤维环外层纤维与前纵韧带、后纵韧带及骶环紧密连接，使椎间盘与椎体紧密连接。髓核被纤维环包绕，为透明半胶体状，含水分很多，随着年龄增加，细胞间质减少，椎间盘逐渐发生退行性改变。软骨板为透明软骨，覆盖髓核及纤维环。大约在 8 岁后多数血管自椎体松质骨通过软骨板进入髓核和纤维环，进入髓核的血管闭塞后，该处软骨板结构变得薄弱，当椎体受到外力冲击，内压加大，造成破裂，则髓核组织便被挤入椎体，若大量髓核组织进入椎体松质骨，称为许莫氏结节。纤维环由很多轮状纤维与纤维软骨层构成。纤维环可限制髓核向周围膨出。当椎体受到外力冲击，常常造成纤维环后部或后外侧薄弱部破裂，致使髓核突出，若表层纤维环板层尚未断裂，突出如丘状，若纤维环完全破裂，髓核可部分突入椎管中。上述几种情况，均可挤压式刺激脊神经根、马尾神经或脊髓，引起坐骨神经或臂丛神经的根性神经痛或瘫痪。临床上以腰椎间盘突出症最常见，其中以第 4 至第 5 腰椎椎间盘突出占首位。

椎体前侧有前纵韧带，后侧有后纵韧带，上起枕骨下至骶骨。此两条韧带能承受 140～180kg 的牵拉力。横突间有横突间韧带，棘突间有棘间韧带和棘上韧带。这些韧带在维持脊柱的运动功能上极为重要，过度的屈伸活动、慢性劳损或外来暴力常可造成韧带的部分损伤或完全断裂，引起腰背部疼痛。上、下椎弓之间有黄韧带相连接。正常成年人黄韧带的厚度为 1～1.5mm，有时因为外伤和劳损可使黄韧带增厚达 5mm 以上，造成椎管狭窄，压迫马尾神经或神经根，引起腰腿痛等症。

胸段和腰段脊柱后侧的肌肉很多，主要的伸肌是骶棘肌，为一强大的纵行肌，腰大肌位于腰方肌前内侧，易发生腰肌劳损。在腰背部包绕骶棘肌的筋膜，分为浅、深两层，在骶棘肌外缘两层筋膜融合，成为较厚的腰背筋膜，在肌纤维炎的患者中筋膜常增厚，并有压痛。

二、胸腰背部的检查

检查腰背部通常采取立、坐、卧的不同位置，循序进行视诊、触诊、叩诊、运动功能检查和特殊检查。

(一)视诊

首先进行站立位检查，然后进行坐位或俯卧位的视诊检查。

1. 人体的对称性

正常人的躯干呈左、右对称。先从背面检查，注意两肩有无一高一低，两肩胛骨下角是否平齐；两侧大粗隆是否对称一致；两侧臀皱襞有无不对称。侧面检查患者站立时姿势是否良好，胸、腰椎的生理曲度是否正常。

从前面检查肩与胸廓是否对称，有无一侧高一侧低的现象。两侧髂峰是否相平。膝关节有无内、外翻，有无扁平足或外翻足。

2. 脊柱力线的检查

脊柱正常力线是直立时从枕骨结节处向下画一条垂线，所有棘突顶点均应在此线上，此线通过臀沟。

(二)触诊

触诊时主要触摸患者坐位、侧卧位和仰卧位三种体位的腰背部情况。

1. 脊柱定位方法

触诊脊柱局部病变，常需确定是哪一个脊椎病变或损伤，通常采用的方法是利用脊椎和相邻结构的解剖关系或自身的解剖特点来定位。

2. 胸、腰椎表面解剖标志的定位法(图 3 - 22)

(1)纵线：棘突至骶棘肌外缘共有 3 条纵线。

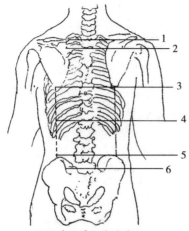
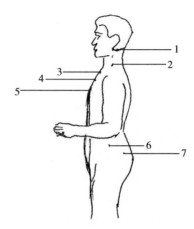

1.两侧肩胛骨上角连线；
2.两侧肩胛冈连线；
3.两侧肩胛骨下角连线；
4.肩胛骨下角与髂嵴顶点连线中点；
5.两侧髂嵴顶点连线；
6.两侧髂后上棘连线

1.乳突下1横指（第1颈椎横突）；
2.环状软骨水平（第6颈椎横突）；
3.胸骨颈切迹（第2胸椎）；
4.胸骨角（第4胸椎）；
5.胸骨体与剑突连接处（第9胸椎）；
6.髂嵴水平（第4腰椎）；
7.髂后上棘（骶髂关节上部）

图 3-22　腰背部表面解剖标志

正中线：各棘突连线，为棘上韧带、棘间韧带所在部位。

椎板间线：距棘突 1～1.5cm 处之纵线，相当于腰肌、椎板、关节突关节及椎弓根部位。

横突尖线：距正中线 3～5cm，相当于骶棘肌外缘、横突尖部。

（2）水平线：如下所述。

两侧肩胛骨上角连线，相当于第 2 胸椎平面。

两侧肩胛冈连线，相当于第 3 胸椎平面。

两侧肩胛骨下角连线，相当于第 7 胸椎平面。

肩胛骨下角与髂嵴顶点连线，相当于第 12 胸椎平面。

两侧髂嵴顶点连线，相当于第 4 腰椎平面。

两侧髂后上棘连线，相当于第 1～2 骶椎棘突间隙。

（3）前后线：如下所述。

乳突下 1 横指，对第 1 颈椎横突。

环状软骨水平，对第 6 颈椎横突。

胸骨颈切迹，对第 2 胸椎。

胸骨角，对第 4 胸椎。

胸骨体与剑突连接处，对第 9 胸椎。

剑突与脐孔连线中点，对第 1 腰椎。

下肋缘，对第 2 腰椎。

脐孔，相当于第 3、4 腰椎间隙。

髂嵴水平，对第 4 腰椎。

髂后上棘，对骶髂关节上部。

3. 棘突定位法

触摸胸椎和腰椎的棘突，根据解剖特点，进行定位。因第 7 颈椎棘突最突出，所以第 1、2 胸椎棘突便容易触摸定位。第 11 胸椎的定位方法是手指沿着第 12 肋骨向脊柱触摸，相交处为第 11 胸椎。

(三)脊柱叩诊

检查者用叩诊锤配合手指，从第 7 颈椎至骶椎依次叩击各个棘突及棘突旁组织，注意叩痛部位及有无深部叩击痛。叩诊对胸椎病变及深在组织的病变有重要的诊断意义。轻叩脊肋角可排除肾脏疾患。

(四)胸、腰椎运动功能的检查

胸、腰椎的运动范围，与患者的年龄、性别、职业、体重、是否经常锻炼等有关，临床检查时应注意这些因素的影响。首先应进行主动运动的检查，然后进行被动运动检查。前者受患者精神因素的影响较大，虽然能反映脊柱运动的一般情况，但要精确定位比较困难，而被动检查可补充其不足。胸椎运动受胸廓影响，活动范围较小，而腰椎活动范围较大。

1. 主动运动的检查

检查时患者常取站立位，检查者双手扶持患者的两侧髂嵴，在脊柱各方向的运动过程中，若出现骨盆参加运动，即表明此时脊柱在该项运动的最大活动度。

(1)前屈运动：患者站立位，全身肌肉放松，徐徐前屈。注意前屈的活动范围是否正常，活动有无受限；在前屈过程中有无疼痛出现以及出现疼痛时屈曲的角度；屈曲运动的姿势有无异常。这些体征的阳性发现对于腰骶部疾病的诊断有很大的意义。例如，腰椎或腰骶关节有病变时，腰部平直、姿势发僵、屈曲活动受限并有疼痛，活动中心在髋关节。腰椎椎间关节或骶髂关节病变时脊柱屈曲活动受限，伴有疼痛。脊柱本身损伤或椎旁肌肉劳损时，脊柱做前屈运动也可出现疼痛。腰椎管狭窄时前屈运动会使腰腿部疼痛症状缓解。

(2)后伸运动：嘱患者双足并拢站好，徐徐后伸，观察脊柱后伸运动是否正常，有无疼痛出现。如腰椎椎间关节或腰骶关节有病变时，伸展运动过程中出现疼痛，活动范围减小。腰椎管狭窄症患者，后伸明显受限，局部疼痛及向患肢的放射痛明显加重。强直性脊柱炎患者多不能做脊柱伸展运动。

(3)侧屈运动：患者仍取站立姿势，如腰椎椎间关节或腰骶关节有病变时，在侧屈运动过程中产生疼痛。

(4)旋转运动：患者姿势同上，但骨盆固定不动。如脊柱椎间关节有病变时，各向活动均可产生疼痛，尤其旋转运动时亦有疼痛发生。

2. 被动运动的检查

(1)胸椎被动运动的检查。

1)前屈和后伸运动：患者取坐位。检查其上胸椎屈、伸运动时，检查者右手放于患者项背部，嘱其颈椎前屈和后伸，同时用左手行胸椎棘突的触诊，观察和感觉胸椎的活动。检查患者下胸椎运动时，检查者立于患者后方，用右手扶患者右腋部，左手进行触诊。之后检查者立于患者前方，嘱患者双臂交叉上举，检查者右手握住并抬高患者左臂使胸椎后伸，同时用左手进行触诊，以观察和感知下胸椎屈、伸运动情况。另让患者俯卧，检查者手掌平放于胸椎棘突上，徐徐按压，然后抬起，自上而下可反复数次，以感知患者胸椎的弹性活动是否良好，若局部弹性减少或消失，即表示胸椎后伸运动受限。

2)侧屈运动：嘱患者取端坐位。检查其上胸椎的被动侧屈运动时，检查者立于患者后方，右手扶住患者头部，让患者行上胸椎左右侧屈活动，左手拇指进行胸椎棘突触诊，观察和感知胸侧屈运动的情况。检查其下胸椎侧屈运动时，检查者右手把住患者的右肩部做侧屈运动，同样用左手拇指进行触诊。

3)旋转运动：患者取坐位，嘱患者右手抬高置于头枕部。检查者站在患者右后侧，右手把住患者的项背部做胸椎的被动旋转运动，同时用左手拇指触诊胸椎棘突，观察和触摸棘突的运动情况。

(2)腰椎被动运动的检查。

1)前屈运动：同胸腰段的检查。另外也可让患者仰卧，膝、髋关节做屈曲试验。检查者双手分别把住患者双膝，让患者尽量屈曲膝、髋关节，从而使腰骶部被动屈曲，若腰椎椎间关节或腰骶关节有病变，便可出现疼痛。

2)后伸运动：患者取俯卧位，双下肢伸直。检查者右手托起患者大腿下端，让患者伸直膝关节，徐徐抬高，使腰部被动伸展，左手拇指触诊腰椎各个棘突的活动度及棘间距的大小。

3)侧屈运动：患者取坐位，双臂交叉环抱于头前，检查者一手握肩，使患者躯干侧弯，另一手拇指触诊腰椎各个棘突。反之亦然。

4)旋转运动：采取侧卧位检查法，嘱患者先取右侧卧位，右下肢伸直，左下肢适度屈曲，检查者左手把住患者左肩向后推，右手扶住患者左髂嵴向前拉，如同手法治疗中的斜扳手法，使患者腰部被动旋转。然后再让患者取左侧卧位，以同样方法检查。若腰椎或椎间关节有病变，扭转时便产生疼痛。

被动运动的检查除注意被动活动的范围有无受限外，还要注意运动过程中有无疼痛出现。

(五)特殊检查

胸腰背部的特殊检查如下所述。

(1)比弗尔(Beevor)征：患者取仰卧位，让患者抬头坐起时，注意脐眼位置有无移动或偏向某一侧。正常人脐眼位置不变，若第10～11胸髓节段损伤或受压迫，则下腹壁肌肉无力或瘫痪，在坐起时脐眼向上移动，若一侧腹肌瘫痪或无力，脐眼则向健侧移动。

(2)陆温试验：患者仰卧，两腿伸直，做起身动作时，若腰骶关节处或下腰部疼痛，即为阳性。

(3)抱膝试验：患者仰卧，两手抱膝使髋、膝关节尽量屈曲，如有腰骶关节疼痛即为阳性。

(4)髋膝屈曲试验：又称骨盆回旋试验。患者仰卧，屈曲髋、膝关节，检查者手扶患者膝部，使髋膝关节尽量屈曲，并向头顶压，使臀部离开床面，如腰骶部发生疼痛，即为阳性。若进行单侧髋、膝屈曲试验，患者一侧下肢伸直，检查者以同样方法使另一侧髋膝关节尽量屈曲，向头侧推压，则腰骶关节和髋髂关节便可随之运动，若发生疼痛，即为阳性。如果腰部软组织损伤、劳损或腰椎椎间关节、腰骶关节、骶髂关节有病变或有腰椎结核等均可使本试验呈阳性。但腰椎间盘突出症患者此试验常为阴性。

(5)背伸试验：患者俯卧，两腿并拢，两手交叉于颈后，检查者固定其双腿，嘱患者自动抬起上身，检查者再于患者背部适当加压，患者抗阻力背伸，有肌肉和椎间关节疾患时，可发生疼痛，即为阳性。

(6)俯卧伸腰试验：患者俯卧，两下肢伸直，检查者右手托住患者双膝上部，左手扶住其腰骶部，然后右手用力徐徐抬高双下肢，使腰部过伸，如腰部产生疼痛，即为阳性。

(7)腰部扭转试验：患者取左侧卧位，左下肢伸直，右下肢屈曲，检查者左手把住患者左肩部向后推，右手把住髂嵴部向前推，两手同时用力，方向相反。以同样方法再行右侧卧位检查，使腰扭转，若有疼痛即为阳性。

(8)直腿抬高试验：又称拉赛格(Lasegue)征，患者仰卧，两腿伸直，让患者分别做直腿抬高动作，然后再被动抬高，正常情况下，两下肢同样抬高80°以上并无疼痛。若一侧下肢抬高幅度明显降低(≤60°)，不能继续抬高，同时又有下肢放射性疼痛则为阳性，说明有坐骨神经根受压现象，此时记录两腿抬高角度。由于直腿抬高时坐骨神经更加紧张，从而加剧了神经根的压迫程度，见图3-23A。

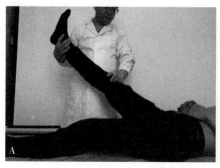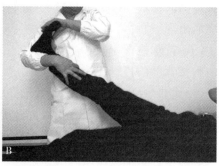

图 3 - 23　直腿抬高试验

(9)直腿抬高背屈踝试验：又称布瑞嘎(Bragard)附加试验。同上述直腿抬高试验，直腿抬高到最大限度后，略放低角度患者无痛时，突然将足背屈曲，此时引起患肢后侧放射性的剧烈疼痛，即为阳性。借此可以区别由于髂胫束、腘绳肌或膝关节后关节囊紧张所造成的直腿抬高受限。背屈踝只加剧坐骨神经及小腿腓肠肌的紧张，对小腿以上的肌筋膜无影响，见图 3 - 23B。

(10)屈髋伸膝试验：患者仰卧，检查者在屈膝情况下使髋关节尽量屈曲，再逐渐伸直膝关节，如此可使坐骨神经被拉紧，如出现坐骨神经放射痛，即为阳性。

(11)床边试验：又称弓弦试验、坐位伸膝试验。让患者坐于床缘或凳上，头及腰部保持平直，两小腿自然下垂，后嘱患者将患肢膝关节逐渐伸直，如有坐骨神经痛即为阳性。此试验等同于卧位直腿抬高试验。

(12)坐位压膝试验：嘱患者坐于床上，两腿伸直，坐骨神经受累之腿即自然将膝关节屈曲，此时如果将膝关节下压被动伸直时，坐骨神经痛加剧即为阳性。

(13)交叉抬高试验：患者仰卧，做健肢直腿抬高试验，患侧产生腰痛或伴有下肢放射痛即为阳性。中央型腰椎间盘突出症患者此试验常为阳性。

(14)费恩(Fanne)试验：按压坐骨神经走行的解剖部位，均会发生疼痛，在腓骨头处捻压腓总神经，亦会产生疼痛，即为阳性。

(15)屈颈试验：患者仰卧，检查者一手置胸前，一手置枕后，然后徐徐用力使患者头前屈，如出现腰痛及坐骨神经痛即为阳性。颈部前屈时，可使脊髓在椎管内上升 1～2cm，神经根也随之受到牵拉，神经根受压时即出现该神经分布区的疼痛。本试验用于腰椎间盘突出症及椎体压缩性骨折的检查。

(16)布鲁金斯基征：患者仰卧，屈颈时引起患肢疼痛及屈曲即为阳性。

(17)林德尔(Linder)征：患者取坐位或半坐位，两腿伸直，使坐骨神经处于十分紧张状态，然后被动或自动向前屈颈，如出现患肢疼痛即为阳性。

(18)颈静脉加压试验：用手压迫一侧或两侧颈静脉1～3分钟，由于蛛网膜下腔压力增高，影响神经根的张力，而发生坐骨神经放射痛，即为阳性。说明病变在椎管内。

(19)仰卧挺腹试验：分下述4步进行(图3-24)。

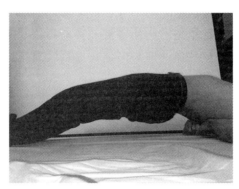

图3-24　仰卧挺腹试验

1)患者仰卧，两手置于腹部或身侧，以枕部及两足为着力点，将腹部及骨盆用力向上挺起，患者立即感觉腰痛及患肢放射痛为阳性。若此时腰痛及其放射痛并不明显，则应继续进行第二步试验。

2)患者仍保持挺腹姿势，深吸气后停止呼吸，腹部用力鼓气，约30秒，患肢有放射性疼痛者为阳性。

3)在挺腹的姿势下，用力咳嗽，有患肢放射痛者为阳性。

4)在挺腹姿势下，检查者用两手加压两侧颈静脉，若患肢有放射痛为阳性。以上操作依次进行，一旦出现阳性就不必再进行下一步检查。

(20)腰椎间盘突出症运动试验：本试验可帮助判断腰椎间盘突出物与脊神经根的位置关系。

1)突出物位于神经根之前，站立位腰前屈幅度越大，腰痛越重；如果偏向健侧前屈或侧屈，疼痛会更加剧烈；如偏向患侧前屈或侧屈则疼痛减轻或正常。

2)突出物位于神经根内侧，站立位前屈并向健侧旋转时，疼痛加剧，反方向运动神经根不受牵拉则疼痛减轻或缓解。

3)突出物位于神经根外侧，疼痛反应与突出物位于神经根内侧者相反。

(21)梨状肌紧张试验：患者取仰卧位，将患肢伸直，并做内收内旋动作，如坐骨神经有放射性疼痛，再迅速将患肢外展外旋，疼痛随即缓解即为试验阳性。或让患者取俯卧位，屈曲患侧膝关节，检查者一手固定骨盆，一手握持患肢小腿远侧，推动小腿做髋关节内旋及外旋运动，若发生上述反应，即为试验阳性。

（22）股神经紧张试验：患者俯卧，检查者一手固定患者骨盆，另一手握患肢小腿下端，膝关节伸直或屈曲，将大腿强力后伸，如出现大腿前方放射样疼痛，即为阳性，表示可能有 L_2、L_3 或 L_4 神经根受压现象。

（23）屈膝试验：患者取俯卧位，两下肢伸直。检查者一手按住其骶髂部，另一手握患侧踝部，并将小腿抬起使膝关节逐渐屈曲，使足跟接近臀部。若出现腰部和大腿前侧放射性痛，即为阳性，提示股神经损害，并可根据疼痛的起始位置来判断其受损的部位。

（24）展髋试验：患者取健侧卧位，两下肢伸直。将患侧下肢抬起使髋关节外展，如大腿前侧疼痛，即为阳性，亦提示股神经受损。

三、胸腰背部疼痛性疾病各论

（一）胸椎病

胸椎病又称胸椎区段性神经痛，是指因胸段脊神经前、后支分布区内发生炎性反应等，导致该区域内交感神经或血管等受损而出现的一种临床综合征。

此症多为因年龄增长，人体出现代谢障碍引起的退行性改变，可因炎症（风湿、病毒及细菌感染）、肿瘤、循环障碍，以及长期负重、胸椎慢性劳损和急性损伤等原因，造成胸椎生理弯曲改变（侧弯、后凸）。脊椎变形性病变或椎间盘的钙化等为胸椎区段性神经痛的病因。当急剧变换体位时，使原病变部位发生炎性反应，刺激附近的脊髓神经根与交感神经，使之受压缺血而引起一系列相应的临床症状。

1. 疼痛特征

（1）疼痛沿脊神经后根感觉纤维的皮肤分布区域放射，为本病的主要症状。

（2）疼痛常于扭伤或长时间负重后发生，夜间疼痛加重，因而影响睡眠。疼痛部位多出现于背部、两肩胛之间，呈钝痛或灼痛以及胸部重压感。

（3）病情严重时，疼痛可向相应肋间、腹部或内脏区放射，呈剧烈的刺激或灼痛，转动身躯、咳嗽可诱发或加重疼痛。

2. 主要体征

（1）可见患者胸椎活动受限，尤其后伸限制明显。

（2）叩击病椎处，可引起相应区段的自发性痛。受累脊神经根支配区的皮肤常显示感觉过敏及浅表触痛。

(3)由于胸椎解剖的特点，其与交感神经的关系十分密切，胸椎病变时往往交感神经也同时受损。因此在临床上出现根性神经痛症状时，常合并有某些内脏症状。

3. 诊断

(1)本病引起的心前区痛常与背痛同时发生，搬重物、不良体位或咳嗽、打喷嚏等可为其诱因。

(2)疼痛有压迫、紧束感，且多呈带状分布，由背部向心前区或腋下放射。疼痛持续时间较长。

4. 鉴别诊断

胸椎源性心前区疼痛与心脏疾患特别是心绞痛的鉴别非常重要，除上述特点之外，胸椎源性心前区疼痛行叩击脊椎试验时不诱发疼痛；含服亚硝酸甘油类药物症状可缓解；病椎节段皮区内无压痛；可通过诊断性神经阻滞加以区别；心电图检查在疼痛发作时有极重要的诊断价值。

(二)肋间神经痛

肋间神经痛是指肋间神经由于各种原因受损而产生的一种胸部或腹部呈带状分布的疼痛综合征。疼痛多为刺痛或灼痛、刀割样疼痛，呈持续性或阵发性发作，大多数的肋间神经痛为继发性，多由邻近器官和组织的病变侵犯肋间神经所致。如胸内疾病(胸膜炎、慢性肺部感染、主动脉瘤等)、肋骨外伤和骨折继发性骨痂形成、骨膜炎、肋骨肿瘤、胸椎病变、胸髓的炎症和肿瘤等均可致肋间神经痛。此外，寒冷及带状疱疹病毒性肋间神经炎，也可引发肋间神经痛。

1. 临床特点

(1)疼痛沿被侵及的肋间神经走行至前胸部，以半环形、局限性的剧烈放射性疼痛为其典型的症状。

(2)如病变侵及下节段肋间神经，其疼痛部位可表现为由背部向腹部的带状放射。

(3)疼痛性质多为刺痛或灼痛，呈持续性或阵发性发作，且伴有患区肌肉痉挛。深呼吸、咳嗽、打喷嚏或躯体活动时常可使疼痛加剧。因此患者不敢大声谈笑，常保持静止防御体位。

(4)疼痛多局限于一侧单支或2～3支肋间神经之受累神经分布区内。

2. 主要体征

(1)患部的胸椎棘突、棘突旁、肋间、腋下、胸骨旁有压痛。

(2)受累神经分布区皮肤常有感觉过敏或减退，偶有肌肉萎缩等。

3. 诊断

根据上述临床特点与查体，很容易做出正确诊断。

(三)肋软骨炎

肋软骨炎也称 Tieze 病，临床常见的为非特异性肋软骨炎。本病表现为肋软骨的痛性肿胀，尤其好发在第二肋，占全部病例的 3/4。该病病因尚不明确，一般认为与劳损、外伤或上呼吸道病毒性感染有关；疲劳、局部受凉等可能是其诱因。

1. 临床特点

(1)本病多发于 20～30 岁女性，发病率女性为男性的 7～9 倍。

(2)发病局限于第二肋(或第三肋)骨与软骨交界处。

(3)发病或急或缓，病程可持续数日至数周，甚至可在几年内反复发作。

(4)疼痛多为持续性或间断性痛，呈胸部受压或勒紧感。当深呼吸或平卧时疼痛加重。有时疼痛可向肩及手部放射。

2. 主要体征

本病患者第二、三肋骨与胸骨相交处呈局限性梭形肿胀，可见局部软骨隆起，有明显压痛。

(四)剑状突起痛

以剑突部疼痛为主的前胸部疼痛，称为剑状突起痛。患有心脏、胃肠以及其他全身代谢性疾患者可伴随出现剑突部位的疼痛。然而，多数病例为单独发病。剑突部的解剖特点是，有左右两侧 T_4～T_8 的肋间神经和膈神经复杂重叠、交错分布，与胸腔和腹腔内脏器也有密切联系。这也是当剑突痛发作时，疼痛向胸、腹部乃至肋间部广泛放射的原因。

1. 临床特点

(1)疼痛常常是在做能使剑突活动的动作时诱发，如扭转身躯、扩胸等。

(2)当胃部饱满时，局部压力增大，也可引起疼痛。

(3)疼痛表现为欲呕吐时深在持续性的痛感，发病后疼痛并不剧烈，常在一日内有数次发作。

2. 主要体征

(1)按压剑突时，疼痛可向整个胸部、肩及背中间部位放射。

(2)DR 检查有时显示剑突较正常稍长，或与胸的解剖关系呈现一定角度。老年患者 DR 检查可见骨质增生影像。

(五)急性腰扭伤

大部分急性腰扭伤患者有明确外伤史，为突然性腰部剧烈疼痛，呈刀割样或撕裂样，多数患者伴有一侧或两侧股后部及小腿放射性疼痛。

1. 临床特点

患者活动受限，肌肉痉挛，腰部强直，脊柱代偿性侧弯，严重者当时即不能直腰站立或不能起床。

2. 主要体征

(1)局部压痛明显，初期范围较大，以后逐渐局限，常见于腰骶关节或损伤韧带附丽点的部位。患者常用双手扶持固定腰部以减轻疼痛。

(2)腰部挫伤者局部可有软组织肿胀或皮下瘀血。影像学无特殊发现。

(六)慢性腰扭伤

本病患者大多数有外伤或受寒湿史，部分患者发病原因不明。

1. 临床特点

(1)患者有明显的静力性脊柱姿势不良，经常保持某种特殊体位，久坐、久站或从弯腰位到直立位，或手持重物均可感到腰部酸、困、痛。

(2)疼痛部位比较固定，患部肌肉紧张时疼痛加重，特别是腰部前倾时最感不适。

2. 主要体征

在患者肌肉和韧带损伤处有固定压痛点，局部叩击时又有舒适感。

(七)第三腰椎横突综合征

1. 临床特点

患者主诉一侧或两侧腰痛，可放射至臀腿部，多数患者的放射痛止于腘窝以上。

2. 主要体征

(1)第三腰椎横突尖部有压痛，可扣及结节状物。

(2)臀上皮神经分布区皮肤感觉异常，沿臀上皮神经走行有压痛。

(3)臀中肌外缘可触及条索状物，并有压痛。

(4)股内收肌肌腱挛缩紧张，有压痛。

(八)梨状肌综合征

梨状肌起于第2、3、4骶椎前面，经过小骨盆内面，穿出坐骨大孔止于股骨大粗隆。此肌与坐骨神经的解剖关系变异较多。当梨状肌受到损伤时，发生充血、水肿、痉挛、粘连和挛缩时，该肌间隙或上、下孔变狭窄，挤压其间穿出的神经、血管，而出现的一系列症状和体征，称为梨状肌综合征。其解剖关系见图3-25。

1. 临床特点

本病常见症状为腰臀部或一侧臀部有疼痛或酸胀感，尤以梨状肌部位疼痛明显。疼痛沿坐骨神经走行放射至大腿后侧、小腿后外侧，偶有腓总神经

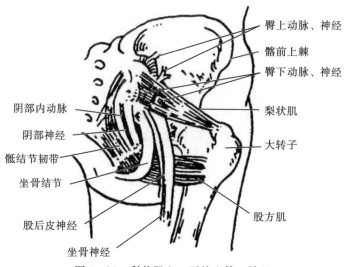

图 3-25　梨状肌上、下的血管、神经

麻痹体征。咳嗽、打喷嚏时无放射痛。此病往往急性发作。

2. 主要体征

(1)严重者臀部有刀割样剧痛,不敢行走,呈外旋跛行,"八字脚"。

(2)臀部肌肉萎缩、松弛。腰部检查多无阳性发现。

(3)可扪及梨状肌肌腹肿胀如梨形,或在该肌走行位置上触及条索状肌束,压痛明显,并向下肢放射。

(4)直腿抬高试验或直腿抬高背屈踝试验有时为阳性,但直腿抬高超过60°后,疼痛反而减轻。

(九)腰背肌筋膜疼痛综合征

患者多有腰背部损伤、痛风、风湿性疾病或受寒等病史,或患者精神长期处于紧张状态等。

1. 临床特点

本病常见症状为腰痛或臀部疼痛,骶棘肌外缘,骶髂关节部位,腰方肌在第1、2、3腰椎横突处及第12肋止点部位常为疼痛的诱发区,疼痛可局限于腰部,但多放射至下腹壁或腹前部,称为反射区。疼痛常持续数日或数周,可自行缓解,但容易复发。轻度活动后疼痛减轻,劳累后疼痛加重。

2. 主要体征

(1)本病诱发区某点(扳机点)受压或受刺激后,可在该点周围或反射区引起疼痛、压痛及肌紧张等。

(2)触诊时可摸到大小不等的结节或条索状物,结节大者直径 5～6mm,

为椭圆形扁平物，多位于骶孔及骶髂关节附近。DR 检查脊柱无异常表观。

(十)髂腰韧带和骶髂韧带损伤

髂腰韧带和骶髂韧带由于慢性劳损致部分断裂，或由于韧带被撕裂后松弛，引起腰痛。临床特点如下。

(1)髂腰韧带损伤者，有腰痛及局部压痛，疼痛常可反射至腹股沟内侧、大腿内上侧及同侧下腹壁。

(2)骶髂韧带上部损伤，表现为腰痛及局部压痛并反射到臀部、大腿后外侧及小腿外侧。骶髂韧带后下部损伤，表现为腰痛、局部压痛，并反射到大腿后外侧及小腿外侧，有时反射到外踝下部，甚至到足外侧及小趾。骶棘韧带损伤亦可引起类似的症状，

(十一)臀上皮神经损伤

臀上皮神经由第 1、2、3 腰神经后支分支所构成，通过腰背筋膜进入皮下，绕过髂嵴下行至臀上部，一般有 3 支(图 3 - 26)。

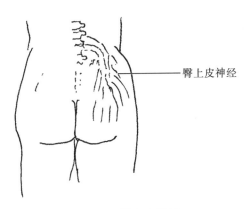

图 3 - 26　臀上皮神经

1. 临床特点

本病常见症状为臀部疼痛，腰部前屈时疼痛加重，有时可反射至下肢膝部以上。

2. 主要体征

(1)臀上皮神经走行部位有明显压痛。

(2)有时可触及该神经增粗、呈条索状。

(3)腰部运动受限，以屈曲运动受限明显。

(十二)棘上韧带劳损(棘突炎)

本病为常见的慢性韧带损伤，是一种屈曲性损伤，患者常有弯腰受伤史。中年人多发。

1. 临床特点

患者表现为腰痛或背痛，前者向臀部反射，后者向颈部反射，多有酸痛感。

2. 主要体征

(1)压痛局限于一个棘突或两个相邻棘突。压痛表浅，局限于棘突尖部。

(2)腰前屈时疼痛加重，伸腰时较轻，故屈曲活动受限。

(3)椎旁肌无压痛及肌紧张。

(十三)棘间韧带炎

本病的临床特点与查体类似棘突炎，其疼痛范围较棘上韧带炎小。

(十四)胸椎小关节紊乱症

胸椎小关节包括关节突关节和胸椎固有关节(肋椎关节、肋横突关节)以及肋软骨滑膜关节。由于椎间盘及韧带组织的退行性改变、外伤、长期姿势不良等原因，破坏了脊柱胸段的内外平衡，导致单个或多个椎体及相应胸椎小关节发生轻度位移改变，使相应的脊神经和交感神经所支配的组织或器官产生功能障碍或失常，称为胸椎小关节紊乱症。

1. 临床特点

(1)本病症状复杂多变，容易误诊。急性患者多表现为肋间神经痛的症状，疼痛从后背串行至前胸。

(2)低头、弯腰、咳嗽、大声说话等均可使疼痛加重。

(3)疼痛较严重的患者夜不能寐，坐卧不宁。慢性疼痛患者表现为胸痛、胸闷、憋气、背部酸痛。

(4)久坐、久站，弯腰活动均可使症状加重。有的患者仅有胃肠功能紊乱症状，表现为食欲不振、消化不良、恶心、腹胀。

2. 主要体征

(1)病变局部有压痛，椎旁肌紧张痉挛，有时可触及条索状物。

(2)触诊受累椎体棘突，偏歪，与下位棘突距离增宽。棘上韧带有肿胀表现。

(3)多数患者脊柱活动受限，以前屈受限明显。活动时患椎局部疼痛，并向前胸放射。双上肢因疼痛而不敢上举，被动上举时疼痛加重。

(十五)骨质疏松症

骨质疏松症是一种以单位体积内骨量减少，骨组织微结构破坏，骨骼脆性增加和易发生骨折为特征的全身性骨强度下降疾病，骨折风险增加为其特征。骨强度主要包括两个方面：骨量(骨密度)和骨质量(包括微结构、骨转换率、损伤积累)，疼痛是骨质疏松患者最常见的临床症状。骨质疏松症在老年人中多发，尤以停经后的老年妇女最为多见。主要症状为全身无力及腰背疼痛，并可向下肢放射，逐渐发生者，疼痛以晨起时严重。骨质疏松症常伴有椎体压缩性骨折(单发或多发)，疼痛部位明确，并向胸、腰、背部两侧或腹部放射。

1. 临床特点

(1)本病的发病部位为中轴骨及四肢长骨骨干，临床以腰背痛多见。

(2)疼痛无固定的部位，常于夜间和清晨醒来时加重、用力时加重。

(3)高龄患者多并发消化道、心血管疾病，以及肝肾功能异常。

(4)患者躯体活动受限、身长缩短、常有驼背，且往往有脆性骨折，因脊柱和胸廓畸形可致呼吸功能障碍。

(5)部分患者出现腰背肌痉挛，轻微动作即可引起剧烈疼痛。

2. 主要体征

(1)若胸椎中段发生椎体压缩骨折楔形变则上胸段脊柱呈驼峰样畸形。

(2)患者身高变矮、体重下降，肋缘至髂嵴距离缩短，脊柱亦有后凸畸形。

(3)患者常伴有股骨颈或桡骨、尺骨下端骨折。

(4)DR 检查表现为胸椎呈楔形变，腰椎因椎间盘向上下膨胀而呈双凹形，即所谓"鱼尾样"改变，椎体骨小梁呈栅栏状。

3. 骨质疏松程度的分级

现主要采用双能量 X 射线吸光度计进行骨密度测定并判断骨质疏松程度。

根据症状及相关辅助检查，骨质疏松的程度可分为四级：

Ⅰ级：可疑，骨密度略减小，骨小梁变细，椎体无畸形；

Ⅱ级：骨密度减小，骨小梁变细，椎体呈轻度双凹形或轻度楔形变；

Ⅲ级：骨密度进一步减小，椎体双凹形明显，有一个或多个椎体楔形变；

Ⅳ级：骨密度极度减小，椎体双凹形严重，数个椎体压缩，楔形变明显。

(十六)隐性脊椎裂

脊椎裂是临床常见的畸形，多发部位为腰部及骶部。

1. 临床特点

患者一般无症状，也无囊性包块突出，皮肤外观正常。部分患者有腰痛，或伴发遗尿、阳痿。

2. 主要体征

部分患者腰骶部皮肤有色素沉着，生有丛毛，或有小陷窝，皮下可有脂肪瘤或大量纤维脂肪组织。

(十七)椎弓峡部裂与腰椎滑脱症

椎弓峡部不连接，将腰椎分成前后两部分，前部包括椎体、椎弓根、横突、上关节突，后部包括下关节突、棘突，前后两部分分离，而引起前部向前滑脱。腰椎最常见的滑脱发生在腰 5 椎体，约占脊椎滑脱病例总数的85%，腰 4 向前滑脱约占 15%，目前对峡部裂是否为先天性畸形尚有争议。滑脱好发于 30 岁左右的年轻人。部分患者有外伤史。

1. 临床特点

本病常见症状为腰痛，走路或劳累时疼痛加重，休息后减轻。若坐骨神经根受压，可引起该下肢放射痛。马尾神经受压，可有间歇性跛行表观。

2. 主要体征

(1)视诊见腰骶部皮肤有一道沟状凹陷，腰前凸增大。

(2)腰骶关节部有压痛和凹陷感，腰肌和大腿后侧肌肉紧张。

(3)直腿抬高试验范围减少。拍摄斜位 DR 片，可发现是否有峡部裂，椎体附件在斜位片上表现为"狗形"，椎弓峡部相当于"狗颈"，上关节突为"狗耳"，横突为"狗头"，椎弓根为"狗眼"，椎板为"狗身"，两个下关节突为"狗的前、后腿"，棘突为"狗尾"，峡部裂为"狗颈部"断裂，常称之为"狗脖子戴项链"。若双侧峡部裂，腰椎容易向前滑脱，临床上称为"真性"滑脱。

(十八)胸椎间盘突出症

胸椎间盘突出症的发生率相比较而言远低于腰椎间盘突出症，但在临床疼痛诊疗中仍可遇到，需引起高度注意。胸椎间盘退行性变及其继发的无菌性炎症是胸椎间盘突出症出现疼痛的主要病因，有的患者可在外伤或重体力活动后诱发。

根据手术所见将胸椎间盘突出症分为二型：后外侧突出型，可压迫神经产生严重疼痛；后中央型，可压迫脊髓引起不同程度的感觉障碍及运动障碍，甚至截瘫。截瘫除了有胸椎间盘突出的压迫因素外，脊髓前动脉受压也是其原因之一。脊髓圆锥及马尾神经的纤维在胸段受压，可发生下肢、会阴部疼痛及运动障碍，严重者有肛门括约肌功能障碍。

1. 临床特点

(1)急性发病的患者常表现为突然出现的胸背部剧烈疼痛，深呼吸或咳嗽时可加重疼痛，患者自称为"岔气"。

(2)疼痛发生在胸部左侧时，可被误诊为冠心病、心绞痛，口服非甾体抗炎药可减轻疼痛。慢性起病者常有长期反复的背痛史，在损伤或劳累后疼痛加重。背痛的发生率高于胸痛。后外侧型胸椎间盘突出症易引起神经根痛，疼痛部位依椎间盘突出的间隙面有所不同，高位胸椎间盘突出，如第1、2胸椎突出可引起上肢尺侧放射性疼痛，疼痛可达小指。

（3）低位胸椎间盘突出症患者的疼痛可放射至下腹部甚至下肢。中央型突出可发生下肢感觉及运动障碍。当发生脊髓前动脉受压迫而引起血液循环改变时，感觉及运动障碍的位置及范围可超越突出的平面。

（4）其他部位的胸椎间盘突出症可引起肋间神经痛，范围可达胸部及上腹部。典型神经根性疼痛为尖锐的刺痛，疼痛可从背部扩散至胸前，深呼吸时诱发并加重疼痛。

2. 诊断

胸椎间盘突出症由于发生率较低，且症状与多种疾病相似，易被误诊、误治。有的患者被延误治疗以至出现截瘫，应引起临床医生高度重视。DR检查可见椎间隙变窄。慢性起病的患者可见椎体后缘增生、椎间孔变窄、椎管骨组织钙化征象。应尽早实施CT及MIR检查，及时确定胸椎间盘突出的部位、形态，以及硬膜囊及脊髓受压情况。

（十九）腰椎间盘突出症

由于椎间盘退变，再加上外伤、受凉等诱因，造成椎间盘纤维环破裂，髓核向后突出压迫腰神经根而引起腰腿痛。本病多见于30～40岁青壮年。男性发病率为女性的6倍。好发部位为第4～5腰椎椎间盘，其次为第5腰椎至第1骶椎椎间盘。

1. 临床特点

（1）腰部疼痛以下腰痛开始，之后出现一侧或两侧下肢放射性坐骨神经痛，由腰部开始，沿大腿后侧，经小腿的后外侧，一直放射至踝或足趾。

（2）任何使脑脊液压力增高或神经根受牵拉的动作，如咳嗽、打喷嚏、解大便，甚至呼吸都可使症状加重。弯腰等用力时可使腰腿痛加剧。患侧小腿外侧、后外侧及足跖侧、足背外侧有麻木感。

（3）中央型椎间盘突出可出现鞍区麻木。患者卧床休息时症状明显缓解。

（4）腰部活动功能受限：先出现腰部软组织劳损性疼痛，后有小关节、黄韧带、椎间盘等劳损退变，软组织防护功能减退，使腰痛、下腰痛症状加重，一侧坐骨神经痛常因急性纤维环破裂而出现。多数情况下先感腰痛，一段时间后因疼痛和肌痉挛使腰部活动受限。

2. 主要体征

（1）患者行走时呈腰椎间盘突出的特殊步态，弯腰并侧凸，患侧臀部向后方突出，患肢不敢负重，跛行。

（2）患者脊柱侧弯，一般认为突出物位于神经根前外侧，腰椎侧弯凸向患侧，若突出物位于神经根前内侧，腰椎侧弯凸向健侧。晚期突出物无吸收时脊柱侧凸方向与上述侧凸方向相反。

（3）腰椎生理性前凸改变，一般生理性前凸减小，甚至消失。

（4）压痛点局限于椎间盘突出平面椎旁受压神经根出椎间孔的部位，若同时让患者脊柱后伸，压痛更明显。按压痛点可产生患侧下肢放射性疼痛，疼痛可传至足部。

（5）腰部各方向活动均受限。

（6）膝腱反射及跟腱反射异常，一般是减弱，甚至是消失。第4～5腰椎椎间盘突出主要表现为膝腱反射减弱或消失，第5腰椎至第1骶椎椎间盘突出主要表现为跟腱反射减弱或消失。

（7）第4～5腰椎椎间盘突出症主要表现为踝和拇趾背伸力量减弱；第5腰椎至第1骶椎椎间盘突出主要表现为踝和拇趾跖屈力量减弱。

（8）下肢感觉麻木区皮肤感觉迟钝或丧失。

（9）直腿抬高试验、加强试验等阳性。

不同神经根受压时所表现的症状体征不尽相同。DR片正位像示腰椎侧弯，椎间隙左右宽窄不等，侧位像示生理前凸减小或消失，椎体边缘骨质硬化或唇样增生。

3. 诊断

（1）本病多为急性或亚急性发病，和外伤或体力劳动有密切联系。

（2）患者出现一侧剧烈的腰和坐骨神经痛，多为先腰痛，后放射至臀部和腿部，腿痛时腰痛可减轻。

（3）本病呈间歇性发作，每次复发也多与外伤、过劳或受寒有关。

（4）腰4或腰5椎体棘突旁有明显的放射性压痛点。

（5）腰背肌紧张，腰脊柱生理性前凸消失并侧凸。

（6）直腿抬高试验明显阳性。

（7）可有某单一神经根功能障碍的体征。

除上述特点外，患者出现双足运动无力、大小便困难、鞍区感觉减退等马尾神经受压表现时，应考虑下腰部中央型椎间盘突出。如果有腰痛、双侧坐骨神经痛，合并马尾或脊髓圆锥压迫症状，同时有上腰部神经受损的症状和体征，如一侧或双侧股神经痛，则应考虑为上腰部椎间盘突出症。

腰椎间盘突出时不同神经根受损的临床表现，见表3-1。

表 3-1　腰椎间盘突出时，不同神经根受损的表现

椎间盘水平	$L_3 \sim L_4$	$L_4 \sim L_5$	$L_5 \sim S_1$
受损神经根	L_4	L_5	S_1
压痛点	L_3 棘突旁	L_4 棘突旁	L_5 棘突旁
疼痛放射区	大腿前外侧、膝及小腿内侧	沿坐骨神经及其腓支至小腿前外侧，常波及踇趾	沿坐骨神经及其胫支至小腿后侧并波及足跟和外侧三足趾
感觉障碍区	大腿前外侧、膝及小腿前内侧	小腿前外侧，足和第一、第二、第三趾背侧	小腿后外侧、足外缘及第四、第五趾背
运动障碍	伸膝、收髋可轻度无力	踇趾，有时全部足趾背屈无力	足第二至第五趾，有时踝和踇趾跖屈无力
反射改变	膝腱反射减弱，跟腱反射正常	膝腱、跟腱反射一般均正常	膝腱反射正常，跟腱反射减弱或消失

(二十)腰椎管狭窄症

构成椎管的骨性组织或软组织，造成椎管、神经通道(椎管的侧隐窝部)或椎间孔狭窄而引起的一系列临床表现称为椎管狭窄症。椎间盘突出可造成椎管及神经根的通道、孔道的狭窄。但其只是椎管狭窄症的骨性发病原因之一。椎管狭窄症常见症状为间歇性跛行，患者走一小段路便感到腰腿痛，蹲下来休息几分钟，疼痛可缓解，再走、再疼、再休息，能坚持走的距离越来越短而需要休息的时间却越来越长。疼痛向患肢放射可达足部。小腿或足部皮肤有麻木感。行咳嗽、打喷嚏等使椎管内压力增高的动作均可使疼痛加重。

1. 临床特点

腰椎管狭窄症是引起老年人慢性腰腿痛及一侧或双侧根性坐骨神经痛的病因，患者常出现双下肢渐进性无力、麻木，甚或间歇性跛性、行走困难。其中麻木可由脚部逐渐向上发展到小腿、大腿及腰骶部，腹部可出现束带感，严重时出现大小便异常、截瘫等，严重影响老年人的生活质量。

2. 主要体征

(1)腰椎管狭窄局部椎旁有压痛，叩击痛明显，并向下肢放射。

(2)腰部后伸活动受限，后伸时疼痛加重。

(3)严重者可有腱反射减弱，下肢肌肉萎缩。

(4)小腿麻木区皮肤感觉减退。

(5)直腿抬高试验多为阴性，

行椎管造影和 CT 检查可以帮助诊断。

3. 诊断

测量 DR 片椎管横径与矢状径。一般认为横径小于 18mm，矢状径小于 13mm 可考虑为腰椎管狭窄症。另一种方法是比较椎管横径与矢状径的乘积与椎体横径与矢状径的乘积的比值，应小于 1∶4.5，再结合临床特点与查体可考虑为腰椎管狭窄。

4. 鉴别诊断

(1)血管源性跛行：血管源性跛行患者间歇性跛行的症状和腰椎管狭窄症非常相似，所以常有误诊。血管源性跛行患者其双下肢症状不受姿势影响，典型症状的患者甚至无法耐受行走或骑车，通常一侧下肢的症状更为严重，有时可伴有一侧下肢发凉，体格检查发现股动脉血管杂音或者外周动脉搏动减弱，血管超声或其他血管检查可以发现异常。

(2)炎症性病变：脊柱结核、强直性脊柱炎、类风湿性关节炎等也会引起腰腿痛，如果发现无典型的腰椎管狭窄症状，需要进一步的影像学检查甚至抽血化验来鉴别。

(二十一)腰神经后外侧支卡压综合征

本病的发生主要是由该神经的特殊解剖结构所致。一般将腰脊神经后支的走行分为 4 段，6 个固定点。第一段自椎间孔发出后穿骨纤维孔处，称出孔点，此为第一固定点。然后沿横突的背面走行，称骨表段。在横突上被纤维束固定处为横突点，此为第二固定点。第二段为继第一段走行后穿过横突间肌并与伴行的血管一起穿过附丽于横突的深层腰背筋膜进入骶棘肌，称肌内段。进入骶棘肌处称入肌点，此为第三固定点。第三段走行于腰背筋膜浅层之深面，称筋膜下段，其出骶棘肌处称出肌点，此为第四固定点。第四段为出筋膜后走入皮下浅筋膜内的皮下段，其穿过腰背筋膜浅层处为出筋膜点，此为第五固定点。皮下段越过髂峰进入臀部之点称入臀点，此为第六固定点。入臀后该神经叫臀上皮神经。臀上皮神经入臀后继续在浅筋膜中行走可达腘窝平面之上。腰神经后外侧支在整个行程中有 6 个固定点易受卡压而引起腰臀痛。最易受卡压的部位是在"横突点"和穿出腰背筋膜后的"入臀点"。因为在这两处腰神经后外侧支通过的都是骨纤维管道。第 3 腰椎横突最长，有较多肌肉的起止点和筋膜附丽区，受到的牵拉最大。急慢性损伤牵拉造成局部血肿、瘢痕粘连、筋膜增厚、肌筋膜挛缩等病理改变时，使神经穿过时造成卡压，从而产生相应的症状。

1. 临床特点

(1)本病是引起腰臀痛的常见原因之一。根据受压部位不同而产腰痛、臀痛等症状，疼痛可向股部放射。坐、卧、行动均有痛感。有的患者可因晚上疼痛加重而影响休息。

（2）有些患者还伴有腰、臀、腿部的麻木感。但所有患者均无间歇性跛行，亦无向小腿、足部的放射痛。

2. 主要体征

患者于第 3 腰椎椎体横突处有明显压痛。一些患者的臀上皮神经部位也有明显压痛。

(二十二)马尾神经肿瘤

在鉴别诊断腰腿痛疾病时，有时要排除马尾神经肿瘤的可能。马尾神经肿瘤患者其腰腿痛常表现为两侧坐骨神经痛，且呈进行性加重，不因体位的改变或休息而减轻，夜间疼痛尤为明显。括约肌障碍出现较早，如大小便障碍、会阴部感觉消失。奎根试验（即通过腰 4 至腰 5 穿刺达椎管内蛛网膜下腔而测定脑脊液的压力来判断有无梗阻）有梗阻表现，脑脊液中蛋白含量明显增高。椎管造影可见典型的倒杯状阴影。

第六节　骨盆部疼痛性疾病

一、骨盆部功能解剖

骨盆是脊柱与下肢间的桥梁，上承躯干重力并传达到下肢，下肢受到外力也通过骨盆上达脊柱，所以骨盆是二者力的传递点，并有保护盆腔脏器的功能。所以，骨盆的生物力学结构非常坚固。骨盆是由骶骨、尾骨和两侧髋骨（髂骨、耻骨与坐骨）连接而成的坚强的骨环。两侧髂骨与骶骨构成骶髂关节，两侧股骨头与髋臼构成髋关节，两侧耻骨由纤维软骨连接构成耻骨联合。骶髂关节面之间借纤维软骨连接，有些部分被小滑液腔所分隔。骶骨关节面呈耳状，后部有骶骨粗隆，髂骨关节面后上方有髂骨粗隆，两个粗隆上附有坚韧的骶髂韧带。骶髂关节周围还有骶髂前韧带、骶髂后韧带、骶结节韧带及骶棘韧带等。骶髂关节为微动关节，在非生理性应力作用下，易产生半脱位或其他疾患。盆腔内有重要的生殖、泌尿器官和直肠、神经、血管，故骨盆骨折时这些器官和组织可能损伤，并出现严重的并发症。

二、骨盆部的检查

(一)视诊

观察骨盆是否平衡，有无前倾、后倾或左右倾斜。骨盆中立位是骨盆摆正，两侧髂前上棘在同一水平线上的体位，其连线与床面平行。

(1)正常人站立时，骨盆入口平面与水平面成60°角，大于60°为骨盆前倾，小于60°为骨盆后倾。

(2)正常时两侧髂嵴应在同一水平线上，否则表明有骨盆倾斜(左右倾斜)。引起骨盆倾斜的原因很多，如骨盆环骨折、臀肌麻痹、内收肌痉挛、关节强直等。

(二)触诊

(1)寻找压痛点。骶髂关节有韧带损伤、炎症疾患(如结核、强直性脊柱炎等)时，骨科三角(两侧骶髂关节和腰骶关节构成一个三角区)可有压痛。

(2)顺序按压髂嵴、髂前上棘、髂前下棘、耻骨横行支、耻骨联合及坐骨体部，检查患者是否有明显的压痛表现。

(3)触摸下腹部两侧，如有骶髂关节炎，在髂窝深处可有压痛。

(4)肛门指诊，检查骶尾骨有无骨折或脱位，以及骨盆骨折后有无并发症，如直肠损伤。

(三)叩诊

若有骶髂关节疾患，该关节背侧常有明显的叩击痛。此法简单，准确性很高。

(四)运动功能检查

1.站立位

有骶髂关节疾患时，患者常将体重压在健侧下肢，使患肢松弛，呈屈曲状。腰的旋转、前屈活动受限，疼痛加重，后伸侧屈活动较少受限。

2.坐位

有骶髂关节疾病的患者，坐位时常将患侧臀部抬起，身体向健侧倾斜。做腰前屈动作时，由于骨盆相对固定，其疼痛及活动限制范围比站立时大为减轻或完全无限制。而腰骶关节疾病患者在坐位时所做的腰部各向运动与站立位时相同，疼痛与活动幅度均不改变。

3.卧位

(1)侧卧位屈伸髋关节时，引起骶髂关节疼痛。骶髂关节松弛者在检查时，检查者将一只手置于骶髂关节部位，嘱患者屈伸髋关节，检查者可以听到骶髂关节有响声，严重者在响声出现之前有剧烈疼痛。

(2)卧床翻身时，若骶髂关节有问题，患者常喜向健侧卧位，两个下肢屈曲，翻身感到困难，甚至需用手扶持臀部转动。此点对诊断骶髂关节炎有十分重要的意义。几乎所有骶髂关节疾病患者，都具有这一阳性体征。

(五)特殊检查

1. 骶髂关节分离试验

骶髂关节分离试验又称髋外展外旋试验、盘腿试验、"4"字试验等。患者仰卧，健肢伸直，患肢屈膝，把患肢外踝放于对侧膝上大腿前侧，检查者将患侧膝向下按压，尽量使膝与床面接近。因为患侧大腿外展外旋，这时髂骨上部被大腿前内侧肌群牵拉而产生扭转并向外分离。若骶髂关节有病变则发生疼痛。但事先应排除髋关节本身病变。

2. 分腿试验

分腿试验又称床边伸髋试验。

(1)患者仰卧，臀部靠近床边，先将健侧髋膝关节尽量屈曲，贴近腹壁，患者双手抱膝以固定腰椎，患肢垂于床边，检查者一手按压健侧膝关节，帮助患者屈膝、屈髋，另一手用力下压患肢大腿，使髋关节尽量后伸，则骶髂关节转动，发生摩擦，若在该侧骶髂关节出现疼痛则为阳性，说明骶髂关节有疾患。

(2)患者侧卧，健侧在下，将健腿极度屈曲并固定骨盆，检查者一手握住患肢踝部，使膝关节尽量屈曲，再将患肢向后牵拉，使髋关节尽量过伸，另一手将骶部向前推压，则骶髂关节被迫向后转动，若出现疼痛即为阳性。

3. 骨盆分离与挤压试验

患者仰卧，两手置于身旁。检查者两手分别按住两侧髂嵴内侧将骨盆向外侧分离按压，然后两手掌扶住两侧髂前上棘外侧并向内侧对向挤压；或让患者侧卧，检查者双手掌叠置于上侧髂嵴外侧缘持续向对侧按压，同法检查对侧。前者使骶髂关节分离，后者使其受到挤压。

另外还可以进行耻骨联合压迫试验。试验过程中，若骶髂关节出现疼痛即为阳性。但此试验阳性发现者较少。此试验还可用于检查骨盆部是否有骨折，可以引起骨折部位疼痛或使疼痛加重。

4. 提腿试验

分腿试验又称伸髋试验，患者取俯卧位，检查者用手掌压住髂骨，手指触及受累的骶髂关节，另一手将患肢大腿向后提起，使髋关节尽量后伸，此时股四头肌紧张，该侧髂骨发生前倾和旋转，骶髂关节受到牵拉，如该关节出现疼痛即为阳性，表示有骶髂关节病变。

5. 骨盆旋转试验

患者坐于小椅子上，检查者面向患者，以两大腿内侧夹住患者两膝稳定骨盆，再用两手分别扶住患者两肩，使躯干做左右旋转活动，若骶髂关节有疾患，病变侧会出现疼痛，即为阳性。

6. 单腿跳跃试验

先用健侧腿后用患侧腿做单腿跳跃，如果腰椎无病变，健侧持重单腿跳跃应无困难，患侧持重单腿跳跃时，若有明显的骶髂关节部位疼痛或不能跳起，即为阳性，应考虑患侧骶髂关节可能有病变。但要排除髋关节、脊柱和神经系统疾病的影响。

7. 卧床翻身试验

骶髂关节炎患者，常喜健侧卧位，下肢屈曲，向患侧卧时多引起病变部位疼痛。翻身时病变部位疼痛加重，故常以手扶持臀部保护，或请旁人帮助翻身。

三、骨盆部疼痛性疾病各论

(一)骶髂关节韧带松弛

骶髂关节韧带松弛主要见于多次分娩的妇女，症状为骶髂关节疼痛。骨盆环分离试验有时为阳性。翻身活动时骶髂关节有明显的响声。DR 片示骨关节无明显改变。

(二)尾骨痛

骶尾关节炎或尾骨骨折脱位是尾骨痛的常见病因。

其主要临床特点与体征：尾部疼痛，可向会阴部、臀部、骶部放射，有时甚至沿大腿的后侧放射。自坐位起立时或由站立位坐在板凳上的一刹那均有剧烈疼痛，卧位时疼痛减轻。肛门指诊及 DR 片可协助诊断。

(三)耻骨联合骨炎

耻骨联合骨炎多见于难产、前列腺手术后，或继发于泌尿生殖系统疾患。

其主要临床特点与体征：患者感到耻骨联合处疼痛，轻重不一，压痛明显，休息后减轻。重者可见局部肿胀，疼痛向两大腿内侧放射。DR 片显示骨缘粗糙不平或囊样变，易与结核混淆。本病一般在发病 4～8 个月后症状自行消失，此时 X 线片所示的病变仍留有遗迹而不再发展。

(四)强直性脊柱炎

强直性脊柱炎是一种主要侵犯脊柱，并可不同程度的累及骶髂关节和周围关节的慢性进行性炎性疾病。本病的特点为腰、颈、胸段脊柱关节和韧带以及骶髂关节的炎症和骨化，其他周围关节也可出现炎症。本病患者的类风湿因子检测一般呈阴性，属血清阴性脊柱关节病，好发于 15～35 岁青壮年，男性多于女性。本病以无明显诱因和因受凉、受潮而发病者居多，其次为劳累、外伤、感染、分娩等。

1. 临床特点

(1)本病起病缓慢，多不能回忆最初发病时间，病程长久，可达数年或数十年，其间时有缓解或发作，受凉、受潮可诱发本病。

(2)疼痛为本病的主要症状，性质为酸痛，反复发作，并渐趋加重，疼痛部位随病变部位而定，多在腰骶部、腰部、胸背部及颈部，有时可引起坐骨神经痛、背痛、束带样胸痛等，也可出现呼吸困难及心血管系统症状。

(3)活动受限。随着疼痛的发展，患者即感觉腰背部僵硬，活动受限，逐渐出现腰背脊柱强直，行走困难，以腰骶部、腰部、胸背部最为明显。

(4)畸形。为了减轻疼痛，患者常采用屈曲体位，久之发生驼背，屈髋畸形。

(5)本病在急性发作期，常伴有低烧、盗汗、乏力、消瘦、贫血、食欲下降及虹膜炎等。

2. 主要体征

(1)脊柱僵硬及姿势改变。绝大多数患者在早期就能检出腰椎生理前凸减少，腰椎活动受限，这是诊断本病的一个重要体征。日后病变上升到胸椎、颈椎，上部脊柱活动也明显受限，并可能出现不同程度的驼背畸形。

(2)脊柱活动度改变。脊柱活动度的测定常用改良的 Schober 试验，即在两髂后上棘连线的中点与其上 10cm 处一点相连做一垂直线，测量前屈时两点的距离。测量脊柱侧弯程度，可在腋中线平剑突处向下划一长 20cm 直线，令患者脊柱向对侧弯曲，测量此线延伸后长度，正常人总长度为 25～32cm，强直性脊柱炎患者可增加 2～3cm。

(3)胸廓呼吸运动减少或消失，是本病的另一常见体征。测量胸廓的呼吸运动时可令患者直立，通过锁骨中线与第四肋间交点分别测量患者吸气和呼气时胸廓周径，一般认为胸廓扩张度少于 3cm 为阳性。晚期胸式呼吸可消失。

(4)骶髂关节挤压或旋转时的疼痛为早期骶髂关节炎的可靠体征。常用的检查方法：①骨盆分离或挤压试验。②骶骨下压法，患者俯卧，检查者用双手压迫骶骨向前。③分腿试验。

3. 辅助检查

(1)DR 检查，此检查对本病的诊断有极其重要的意义，98%～100% 病例早期即有关节的 X 线改变，是本病诊断的重要依据。强直性脊柱炎多以骶髂关节为首先发病部位，以后腰、胸、颈椎逐渐受累，也有影响四肢大关节者，表现为骶髂关节及椎间小关节的间隙变窄、模糊甚至消失，关节周围骨质疏松，椎旁韧带钙化呈"竹节"状，最终形成骨强直，患者可有驼背畸形。

骶髂关节炎 DR 征象按纽约诊断标准分为 5 级：0 级为正常骶髂关节；1 级为可疑骶髂关节炎；Ⅱ级为骶髂关节边缘模糊，略有硬化和微小侵蚀病变，关节腔轻度变窄；Ⅲ级为骶关节两侧硬化，关节边缘模糊不清，有侵蚀病变伴关节腔消失；Ⅳ级为关节完全融合或强直伴或不伴残存的硬化。放射性核素扫描、计算机断层扫描和核磁共振成像可用于早期检查。

（2）实验室检查急性期血沉增快，抗"O"滴度不高，类风湿因子多为阴性，免疫球蛋白 IgG 升高（40～200mg/mL），人淋巴细胞组织相容性抗原（HLA－B27）明显增高。

（五）髂腹股沟神经疼痛综合征

髂腹股沟神经疼痛综合征是因该神经及髂腹下神经受到损伤、刺激或压迫而产生的一种髂腹股沟神经疼痛的病症，临床较多见。

1. 解剖

髂腹股沟神经起源于 L₁ 脊神经，位于髂腹下神经的下方，并与之平行。此神经出腰大肌后，越过腰方肌前面至髂前上棘内侧，并先后穿过腹横肌及腹内斜肌，在腹外斜肌腱膜下面沿精索（或子宫圆韧带）继续前行，最后在腹股沟外（浅）环处穿出腹外斜肌腱膜，并分出终支至耻部、腹股沟及阴囊（或大阴唇）区皮肤。其中皮支分布于耻部、腹股沟及股内侧上端皮肤阴囊（或大阴唇），前支至阴囊前部（或大阴唇上部）皮肤。此外，该神经尚分出一肌支支配下部的腹壁肌肉（图 3－27）。

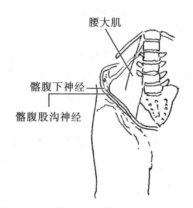

图 3－27　髂腹股沟神经和髂腹下神经

2. 病因

本病多因行腹股沟疝修补术、阑尾切除术时损伤或术后瘢痕刺激髂腹股沟神经所致。

3. 临床特点

髂腹股沟神经疼痛综合征的疼痛为一侧腹股沟区剧烈疼痛伴股内侧及阴囊区感觉异常和过敏，直立、行走或咳嗽时症状加重。

4. 主要体征

患者常取轻度髋屈曲和内收姿势，走路时以小步缓行，局部可有明显的压痛点。

5. 辅助诊断

痛点注射利多卡因或于髂前上棘内侧行髂腹股沟神经阻滞，对明确诊断具有重要意义。

(六)闭孔神经卡压综合征

闭孔神经为腰丛神经支，由 L_2～L_4 神经组成，通过闭膜管离开骨盆。闭膜管是指闭孔外侧之裂孔，管长 1～2cm，宽 1cm，上为耻骨之闭孔沟，下为闭孔膜和起于闭孔膜外面及其周围向外行的闭孔内肌和向后外行的闭孔外肌。闭孔神经经闭膜管内向下分为 2 支：前支下行于闭孔外肌与短收肌之前，耻骨肌与长收肌之后；后支行于闭孔外肌之后，短收肌与大收肌之间。闭孔神经发出神经支支配髋、膝，前支分布于长收肌、股薄肌、耻骨肌，后支分布于短收肌、大收肌、膝关节前内侧。当闭孔神经受卡压时，其支配的肌肉与相应区域出现疼痛、不适。

1. 病因

(1)挫伤闭孔膜所附丽的闭孔内、外肌。当大腿处于内旋、外展位时，该二肌被拉紧，此时如与外力对抗，外旋股骨即可造成闭孔内、外肌的损伤。

(2)患类风湿性关节炎、髋关节结核或股骨头无菌性坏死等慢性病，髋的内收、内旋肌痉挛，股薄肌痉挛；当患肢变中立位或外展时，可使闭膜管变形卡压其中神经。

(3)会阴部跌打损伤或直接外伤。

2. 临床特点与主要体征

(1)髋部或会阴部受伤后疼痛明显。

(2)股外旋抗阻试验阳性。

(3)在耻骨结节下方 1～2cm 处有明显压痛并向大腿放射。DR 检查有助于发现病因。

(七)阴部神经疼痛综合征

阴部神经疼痛综合征为阴部神经因不同原因发生病变而产生的会阴部发作性奇痒、异痛等症状的疾病。

阴部神经与股后皮神经的会阴支，是会阴区的主要皮神经。阴部神经丛为骶丛的下端部分，由 S_2、S_3、S_4 神经的前支所组成，位于梨状肌下方尾骨肌前侧，其前有骶外侧血管纵向通过。该丛与骶丛、尾丛及腹下自主神经丛之间有广泛的吻合支，它所分出的神经主要分布于盆腔外生殖器及会阴部的肌肉和皮肤，其中有肌支至提肛肌和尾骨肌，直肠中神经至直肠和提肛肌，膀胱下神经至膀胱底，阴道神经至阴道上部，以及阴部神经等分支。阴部神经为阴部神经丛的最大分支，内含许多副交感神经纤维，该神经与阴部内动脉相伴行，自坐骨大孔出骨盆，经梨状肌与尾骨之间绕过坐骨棘的后面，再由坐骨小孔返回盆腔，并在提肛肌下方沿坐骨直肠窝的外侧壁穿过闭孔内肌筋膜所形成的阴部管而达会阴部。在坐骨直肠窝内靠近坐骨结节的内侧缘，阴部神经呈扇形分出许多分支至肛门、阴茎（阴蒂）及阴囊（阴唇）区。其主要分布有：①直肠下神经，至肛门外括约肌及其周围皮肤。②会阴神经，其深支至肛门外括约肌前部及会阴部肌肉，而浅支则为阴囊（阴唇）后神经至会阴部及阴囊（阴唇）后侧皮肤，③阴茎（阴蒂）背神经，分布于阴茎（阴蒂）皮肤。

1. 病因

阴部神经疼痛综合征可因某些盆腔器官的炎症或肿瘤、外伤及糖尿病等引起，也可由脊髓圆锥、马尾或相应部位的脊椎病变所致。该神经在受累后常发生轴突及髓鞘变性反应以致神经束梭状增粗，从而出现神经刺激及损害的临床症状。

2. 临床特点

本病主要表现为肛门、外生殖器及会阴部发作性奇痒和异痛，有时症状可相当剧烈，以致患者坐卧不安。偶尔亦可伴有括约肌症状，如大小便轻度失禁、里急后重或排尿困难等。

3. 主要查体

检查可见会阴部皮肤感觉过敏、异常或减退，肛门括约肌松弛及提肛反射改变等。

第七节　髋及臀腿部疼痛性疾病

一、髋及臀腿部功能解剖

髋关节是下肢诸关节中最重要的关节。其主要功能是负重及维持相当大范围的运动，操纵躯干重心在跨步时向前移动。髋关节的位置对骨盆和脊柱的力线影响极大。髋关节是杵臼关节，髋臼包容股骨头，非常稳定。有以下几个特点。

(1)髋臼和股骨头的外上方是主要负重区，容易发生骨性关节炎，也是股骨头缺血性坏死的好发区。

(2)臀部肌肉中，以臀中肌、臀小肌最为重要，臀中肌、臀小肌作用减弱会影响步态。屈肌收缩使骨盆前颅角增大，伸肌可使骨盆前倾角变小。

(3)在大腿的侧方，深筋膜形成粗厚的条束，称为髂胫束，可以协助患者屈髋、屈膝，对维持人体直立姿势非常有利，髂胫束挛缩可以引起很多畸形。

二、髋部的检查

1. 视诊

(1)一般观察：观察两侧髂前上棘是否在同一水平，臀部是否对称，臀沟有无改变，臀部有无红肿、隆起、瘢痕、肌肉萎缩等情况。

(2)步态：疼痛性跛行、短缩性跛行可呈现鸭行步态、跳跃步态、呆步、麻痹步态、痉挛性步态。

(3)畸形：观察患髋有无屈曲、内收、外展、旋转畸形。

2. 触诊

触诊局部有无肿胀及压痛，有无波动，有无异常隆起。有压痛点时，注意有无波动以及何处最显著，尤其注意腹股沟中部与大粗隆外侧。

3. 叩诊

纵向叩击试验：叩击足跟部或大粗隆外侧，若引起髋关节处疼痛或使疼痛加重，可考虑骨折、炎性渗出等病变。

4. 听诊

弹响髋。髋关节屈伸或做下蹲动作时，髂胫束由大粗隆部后方向前方滑动，引起弹响。

5. 与髋关节运动有关的肌肉

(1)髂腰肌：患者仰卧，检查者将患者的膝关节屈曲并托住小腿，使大腿与躯干的成角略小于90°，嘱患者抗阻力屈曲髋关节。

(2)缝匠肌：患者仰卧或坐于椅上。检查者将患者髋关节外旋，嘱患者抗阻力屈曲膝关节，可触到该肌收缩。

(3)股内收肌群：嘱患者仰卧，伸直膝关节，下肢由外展位抗阻力内收，可触到收缩的肌腹。

(4)臀大肌：嘱患者俯卧，将一侧下肢抗阻力后举，即髋关节抗阻力后伸，可触到该肌收缩。

(5)臀中肌、臀小肌和阔筋膜张肌：①检查髋关节外展肌力：嘱患者仰卧或侧卧，下肢伸直，做抗阻力外展，可触到上述肌肉收缩。②检查髋关节内旋肌力：嘱患者俯卧，屈曲膝关节成直角，将小腿抗阻力地向外侧移动，即小腿做抗阻力外展动作，可触到上述肌肉收缩。

（6）股外旋肌：患者俯卧，膝关节屈曲，嘱患者用小腿做抗阻力内收动作（髋关节外旋），以检查髋关节外旋肌力之大小。

6. 特殊检查

（1）大腿滚动试验：患者仰卧，双下肢伸直，检查者以手掌轻搓大腿，使大腿向内外旋转滚动。若该侧髋关节有疾患可引起其周围肌肉痉挛，导致运动受限、疼痛，该侧腹肌也可见收缩。本试验可用于检查髋关节炎症、结核、股骨颈骨折、粗隆间骨折等。

（2）托马氏征：患者仰卧，尽量屈曲健侧大腿贴近腹壁，使腰部紧贴于床面，克服腰前凸增加的代偿作用。再让患者伸直患肢，如患肢不能伸直平放于床面，即为阳性。说明该髋关节有屈曲挛缩畸形。患肢大腿与床面所形成的角度即髋屈曲畸形的角度。

（3）腰大肌挛缩试验：又称过伸试验。患者取俯卧位，患肢屈膝 90°，检查者一手握住踝部将下肢提起，使髋关节过伸，若骨盆随之抬起即为阳性。

（4）黑尔试验：此试验主要用于区别髋关节疾病与坐骨神经痛。患者仰卧，检查者将患肢膝关节屈曲，踝部放于健肢大腿上，再将膝部下压抵至床面，若为坐骨神经痛可放置自如，若为髋关节疾患则不能抵至床面。

（5）髂胫束挛缩试验：患者侧卧，健肢在下并屈髋屈膝，以减少腰椎前凸，检查者站在患者背后，一手固定骨盆，另一手握患肢踝部，屈膝 90°，然后将髋关节外展后伸，再放松握踝之手，让患肢自然下落。正常时患肢应落在健肢后侧，若落在健肢前方或保持上举外展姿势，即为阳性。此试验阳性说明髂胫束挛缩或阔筋膜张肌挛缩，并可在大腿外侧摸到挛缩的髂胫束。

三、髋及臀腿部疼痛性疾病各论

（一）大粗隆滑囊炎

慢性劳损以引起大粗隆滑囊炎为多见。

1. 临床特点

患侧大粗隆前外侧肿胀。因滑囊位于髂胫束的深面，故轻度肿胀不易查出。

2. 主要体征

（1）患肢局限性压痛明显，有时可触及筋索样物在大粗隆上滑动。

（2）患肢内收受限，但旋转活动正常。

(二)坐骨神经痛

坐骨神经为混合神经，有运动神经纤维和感觉神经纤维，来自骶丛。骶丛由 $L_4 \sim S_3$ 神经的前支所组成，位于骨盆的后壁，其后面紧贴梨状肌，前方为盆结肠、腹下动脉及输尿管。坐骨神经为骶丛的主要终支，其鞘膜内含胫神经与腓总神经。在多数情况下，坐骨神经总干通过梨状肌下缘出骨盆，也有坐骨神经总干从梨状肌中间穿出的；约 1/3 胫神经由梨状肌下缘穿出骨盆，也有腓总神经由梨状肌上缘出骨盆的。

坐骨神经通过梨状肌下孔出骨盆后，前面是孖肌、闭孔内肌和股方肌，后方为臀大肌，并在股骨大粗隆与坐骨结节中间偏内下行，至股后部，在股二头肌长头深面继续下行，在股后部发出肌支分布于股二头肌、半腱肌、半膜肌。坐骨神经在骨盆出口处断裂，可引起膝关节屈肌及小腿与足的全部肌肉的麻痹。坐骨神经行至腘窝上角处或股下 1/3 处分为胫神经和腓总神经。有时此两神经也可于股中部、股上部分出或直接由骶丛分出等。

坐骨神经痛系指由多种原因、多种病理因素所引起的一种沿坐骨神经通路及其分布区疼痛的临床综合征，而不是一个独立的疾病。其发病率相当高，是引起腰腿痛的主要原因之一。

从解剖关系来看，坐骨神经痛可分为 3 种类型：①根性坐骨神经痛：为坐骨神经上段病变，即腰骶神经根病变所引起的症状。根性坐骨神经痛是最常见的周围神经疾病，约占全身疾病的 3%、神经系统疾病的 20%。②丛性坐骨神经痛：为坐骨神经中段病变，即骶丛病变所引起的症状。丛性坐骨神经痛是由骶神经丛病变所引起的坐骨神经疼痛综合征。由于骶丛和腰丛的解剖位置很接近，故其附近组织发生病变时往往会同时受累，若以骶丛受累为主时，坐骨神经痛的表现较为突出，且多合并有股神经、闭孔神经或阴部神经的病变症状。③干性坐骨神经痛：为下段坐骨神经病变，即坐骨神经干及其分支病变所引起的症状。干性坐骨神经痛较根性少见，丛性坐骨神经痛较根性更为少见。

(1)病因：绝大多数的骶神经丛病变为继发性，原发性或中毒性很罕见。其发病原因常为骶髂关节病变、骨盆肿瘤、骨盆外伤、髂腰肌和梨状肌损伤或炎症、盆腔器官疾病(如子宫附件炎等妇科病)、慢性前列腺炎以及糖尿病等。

(2)临床特点：①疼痛：以骶部疼痛为主，向下肢放射的区域较广泛，除沿坐骨神经通路放射外，尚可向腹股沟、会阴部，即股神经及阴部神经的分布区放射。②反射性紧张：脊柱可向健侧凸弯，且患侧腰肌紧张。

(3)主要体征：如下所述。

1)压痛：即坐骨大孔区及坐骨神经干径路常有明显压痛，有时股神经也有压痛。如行肛诊检查，在患侧的骶骨前常有明显压痛，并向下肢放射。腰椎的棘突旁和棘突间一般无压痛点。

2)神经牵拉试验：即直腿抬高试验，一般呈轻度阳性，但交叉直腿抬高试验及屈颈试验为阴性。直腿抬高至一定高度后此试验所引发的疼痛又会减轻。

3)神经功能障碍：如病情较重或病程较长者，可有较广泛的下肢征且屈颈试验常为阴性；有感觉障碍，跟腱及膝腱反射改变；同时臀肌、下肢肌群松弛、萎缩等；偶见患肢轻瘫，以致走路时跛行。

临床上单纯的干性坐骨神经痛比较少见，一般多由坐骨神经干继发的反应性炎症所致。坐骨神经受损后发生充血、水肿以至逐渐增粗等改变。发病原因常为其周围组织损伤或炎症，其中梨状肌病变常为使之受累的因素。此外，坐骨神经本身的局限性损伤(如刺伤或弹伤)、神经纤维瘤、下肢血管病及个别臀部肌内注射刺激性药物等，均可引起干性坐骨神经痛。根性、丛性、干性坐骨神经痛鉴别诊断见表3-2。

表3-2　根性、丛性、干性坐骨神经痛鉴别诊断

项目	根性	丛性	干性
疼痛			
部位	腰骶部	骶部	臀部以下
放射区	沿坐骨神经	沿坐骨神经、股前、会阴部位	沿坐骨神经
压痛			
棘突旁	明显	无	无
坐骨神经干	轻	明显	明显
脐旁及股神经	无	常有	无
神经牵拉征			
直腿抬高试验	阳性	阳性(轻)	阳性
交叉直腿抬高、屈颈	阳性	阴性	阴性
腹部加压	阳性	阴性	阴性
感觉障碍分布区	根型	一支以上周围神经干型	周围神经干型(坐骨神经或其分支)
反射改变			
跟腱反射	可有	常有	常有
膝腱反射	无	常有	有
脑脊液改变	常有	无	无

(三)股外侧皮神经疼痛综合征

股外侧皮神经疼痛综合征又称感觉异常性股痛综合征，是一种由多种原因引起的股外侧皮神经损害而产生的大腿前侧皮肤感觉异常与疼痛的综合征。

1. 解剖

股外侧皮神经为感觉神经，源于 L_2、L_3 脊神经后根。自腰大肌外缘伸出后，该神经斜越髂肌深面至髂前上棘，并在其内侧通过腹股沟韧带下方而达股部，然后沿缝匠肌外侧下行，距髂前上棘下方 5～10cm 处穿出大腿阔筋膜张肌，并分成前、后支至股前外侧皮肤，司该区皮肤的感觉(图 3－28)。

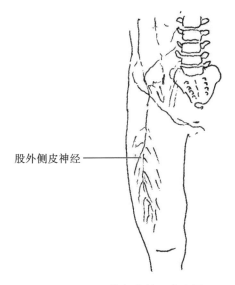

股外侧皮神经

图 3－28　股外侧皮神经分布图

2. 病因

该病常见于中年以上并多有腰腿痛病史者，因此认为其发病与退行性腰椎病有密切关系。其次，股外侧皮神经在通过腹股沟韧带或穿出大腿阔筋膜处时因局部组织纤维化被紧束压迫，也可能是其较常见的发病原因。某些患者尚可因内脏下垂、妊娠、疝气，以及长期紧束硬质腰带刺激、压迫而致病。此外，诸如感染、受凉、糖尿病、过度吸烟或嗜酒，以及动脉硬化、下肢或盆腔静脉曲张等，均可能与股外侧皮神经痛的发病有关。

3. 临床特点

股外侧皮神经痛大多发生于一侧，起病可急可缓。其主要症状为股前外侧皮肤出现各种异常感觉，如麻木、僵硬、刺痒、烧灼或压迫感等。此外亦常伴有疼痛，且多为刺痛。轻者阵发性出现，重者可转为持续性，甚至可影响睡眠。

感觉异常和疼痛通常在行走、站立时出现或加重，往往使患者产生裤子带刺且不断刺激皮肤的错觉，但在坐下或躺下休息后，症状多能很快减轻或消失。

4. 主要体征

髂前上棘内侧或其下方有压痛点，股前外侧皮肤常有大小和形状不同的感觉减退区。

实验室及 DR 检查无阳性改变。

(四)股神经疼痛综合征

股神经为混合神经，有感觉神经纤维和运动神经纤维。股神经为腰丛最大的分支，源于 $L_2 \sim L_4$ 脊神经。其起始段位于腰大肌之后，并由其后外侧缘伸出走行于髂肌之前的髂腰肌沟中，下行至腹股沟韧带后进入股三角。在股三角内股神经位于股动脉外侧，并由此分出许多分支，其运动支在盆腔内分出支配髂腰肌、缝匠肌、耻骨肌和股四头肌；感觉支有股前皮神经，分布于股下 2/3 的前内侧皮肤；隐神经为股神经的延续终支，分布于小腿、足内侧皮肤。

1. 病因

股神经疼痛综合征大多由继发性股神经病变所引起，其病理变化主要为炎症或炎症变性反应。

(1)脊椎病变：主要为上腰椎椎管内病变和其他类型退化性骨关节病变、脊椎结核、肿瘤、损伤等。

(2)脊髓与马尾疾病：主要为脊髓肿瘤、脊髓蛛网膜炎、硬脊膜外脓肿。

(3)盆腔内疾病：盆腔内肿瘤及炎症，如妇科病、腰大肌炎。

(4)神经炎：感染、中毒或糖尿病性神经根神经炎。

2. 临床特点

疼痛为本病的主要症状，常位于腹股沟区、股前区以至小腿内侧，往往呈放射痛性质。由于股神经痛常伴发其他的腰丛神经损害，因而疼痛的区域尚可包括下腹部、阴囊及股内侧区，但多以股神经分布区为主。如系腰丛损害，下腹部疼痛较重。根性损害时，疼痛主要位于上腰部，并向股前乃至小腿内侧放射。腰部运动、咳嗽、打喷嚏时可加重疼痛。

3. 主要体征

(1)压痛：腹股沟韧带中间 1/3 紧靠股动脉外侧、膝关节内侧、内踝后及足内缘处常有压痛。如属根性痛，则以上腰椎棘突旁压痛最为明显，并可向同侧的腹股沟及股前侧放射，另外常伴有腰背肌紧张、脊柱腰段侧凸及活动受限等。腰神经丛受损时，经腹壁压迫该丛(即腰椎旁)可产生剧烈的疼痛。

(2)神经牵拉体征：俯卧或立位行直腿伸髋试验时，出现股前痛。

（3）感觉、运动与反射障碍：股神经分布区内常有感觉过敏、异常，有时出现感觉减退。根性痛多位于 L_4 根区。本病常表现为股神经支配区的肌肉无力，病程长者肌肉萎缩，但运动障碍一般表现并不明显，某些患者可有屈髋、屈膝无力，如上楼梯、跳跃或坐下等困难。有时亦可显示股四头肌紧张，肌束颤动、松弛或轻度萎缩。病侧的膝腱反射常较对侧减弱，甚至可完全消失。

4. 鉴别诊断

股神经疼痛综合征须与下列疾病相鉴别。

（1）髋关节炎：疼痛和压痛以髋关节区为主，髋关节的各种主动、被动活动及下肢伸直位纵向叩击足跟时，均使疼痛加剧，托马斯征阳性（即患者平卧位，患侧髋关节屈曲而不能伸直），局部可有不同程度的肿胀。对于不典型病例，若在疼痛的同时股前侧尤其是小腿及足内侧皮肤有感觉障碍，则为股神经痛的可能性较大。

（2）腰大肌炎：腰大肌炎或肿瘤引起腹股沟区剧烈疼痛，有时可继发腰骶神经丛损害，根据下列临床特征可加以识别：患者多有感染病史，髂窝肿胀并有明显压痛，髋关节呈痉挛性屈曲，若被动伸直则引起剧烈疼痛。

（五）隐神经疼痛综合征

隐神经疼痛综合征指隐神经在其走行过程中受到各种刺激和压迫发生病变而产生的一种病症。本病在临床上并不少见，多因隐神经在内收肌管内受压，或者因小腿皮下血栓性大隐静脉炎所致。

1. 解剖

隐神经为单纯的感觉神经，是股神经延续的一个终支。在腹股沟韧带下方自股神经分出后，隐神经与股动脉和股静脉沿缝匠肌内缘向下相伴而行，并在股内侧面的上、中 1/3 交界处与股动脉和股静脉一起进入内收肌管上口。此管又称股腘管、缝匠肌下管，长 6～7cm，位于缝匠肌深面、大收肌与股内侧肌之间，其前壁为股内肌腱板，管的上口与股三角相接，下口称腱裂孔，开向腘窝。在内收肌管前壁即股收肌腱板的下端，有一向前开的小孔，为隐神经与膝最上动脉出内收肌管的孔道。自该孔伸出后，隐神经继续沿股内侧肌与大收肌间沟下行至膝关节内侧，经缝匠肌与股薄肌之间穿出筋膜而达小腿前内侧皮下，并与大隐静脉同在一个鞘膜内向下伴行至内踝及足内缘。此神经司膝内侧、小腿前内侧及部分足内缘的皮肤感觉。

2. 临床特点

隐神经痛的临床症状依该神经受累的部位不同而异。若为内收肌管内受压，则主要表现为股下部和小腿前内侧的持续性疼痛及酸困感，走路或伸髋时疼痛加重。行直腿伸髋试验和屈膝试验，出现大腿下部内侧痛。若在隐神经的股收肌腱板的出口予以刺激或压迫，则在股内侧的中、下 1/3 交界处内收肌管前孔，即隐神经出口处可有明显疼痛，并表现为膝内侧及小腿前内侧的皮肤痛觉过敏或减退。若为小腿血栓性大隐静脉炎刺激所引起的隐神经痛，其主要症状为小腿内侧及内踝区较弥散的持续性疼痛，走路、久站后加重。

3. 辅助诊断

痛点利多卡因注射可帮助诊断本病。如在内收肌管内或小腿内侧压痛点予以利多卡因注射，疼痛缓解，可帮助诊断。

(六)阔筋膜张肌综合征

1. 病因

阔筋膜张肌(图 3 - 29)呈扁平的长方形，位于臀及大腿外侧，前为缝匠肌，后为臀中肌。阔筋膜张肌藏在两层阔筋膜之间而起自髂前上棘，在股骨上、中 1/3 交界处移行于髂胫束，止于胫骨上端外侧面，有向前牵引(屈)大腿和外展的作用。人体站立时，阔筋膜张肌收缩，约束大腿外侧的肌肉，增加其紧张度和收缩力，还能起到固定膝关节、维持站立姿势的作用。由于人体大腿部位的肌肉体积大、力量足、活动频繁，故使阔筋膜张肌张力增大、产生摩擦的机会增多，加上其所处的部位表浅，也易受外界的风、寒、湿和外伤等因素的影响而发生病变。经常弯腰和坐位工作时，髋关节处于屈曲位，可引起阔筋膜张肌缩短变性及发生无菌性炎症。部分病例因一侧腰臀部、膝、小腿或踝部的病变，使病侧不能负重行走，这样长期单腿负重，可使健侧阔筋膜张肌发生劳损性病变。在大腿骤然后伸而膝伸直的情况下，可引起阔筋膜张肌急性损伤，若得不到及时有效的治疗可发展为慢性无菌性炎症病变。

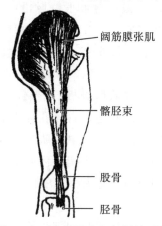

阔筋膜张肌

髂胫束

股骨

胫骨

图 3 - 29　阔筋膜张肌解剖关系图

2. 临床特点与主要体征

本病主要表现为臀痛或髋外侧痛，走路抬腿时感髋部明显疼痛，不敢单腿着地负重。轻者仅感髋部酸、困、胀、痛或不适，行走无力。一般患者能坚持中、小量活动，但在开始时和结束后症状加重，尤其是在做转体、伸髋及急速改变运动方向的动作时尤为明显。病程较久者，髋前外方可有麻木感，疼痛常沿大腿外侧放射至膝部。部分患者由于髂胫束挛缩变性，而致伸屈髋关节时与股骨粗隆间产生弹响，形成"弹响髋"。

第八节　膝关节疼痛性疾病

一、膝关节功能解剖

膝关节由股骨下端、胫骨上端和腓骨所构成。髌骨对伸膝运动而言有增进机械效能的作用，其生物力学作用极为重要。

膝关节有内、外侧半月板，其主要生理功能是稳定、分散应力、缓冲震荡。正常膝关节在伸屈运动中，小腿必随之发生相应内旋和外旋，若伸、屈与内、外旋运动不协调，就可引起半月软骨的损伤。下肢负重时，膝关节处于一定屈曲位，若骤然扭转和伸直，可导致半月软骨的破裂。关节的稳定性主要依靠韧带和肌肉，其中以胫侧（内侧）副韧带最为重要。其纤维分成深、浅两层，深层纤维与关节囊融合，部分与内侧半月板相连，故内侧副韧带损伤时，内侧半月软骨的边缘也可发生撕脱，有时还可合并前交叉韧带的损伤，三者的联合损伤称膝关节三联损伤。

交叉韧带分前、后两条，呈"X"形。前交叉韧带控制胫骨过度前移，后交叉韧带防止胫骨过度后移。交叉韧带可以控制关节的运动方向（内、外旋）。

关节的位置不同其韧带的松紧程度也不同。膝关节完全伸直时全部韧带均处于紧张状态，无被动运动；膝关节屈曲90°时，内、外侧副韧带的后部纤维均较松弛，可以有以下的被动运动：侧向 $5°\sim12°$，内旋 $20°\sim30°$，外旋 $6°\sim8°$ 以及轻微的前后运动，此点在检查膝部韧带损伤时需要注意。

膝部肌肉可分为伸肌、屈肌、内旋肌、外旋肌，其中以伸肌最为重要。伸肌为股四头肌，其肌力为屈肌的三倍，对维持关节的稳定性有重大作用。如膝关节韧带损伤的患者，只要股四头肌强壮有力，便可以代偿韧带的作用。股四头肌中尤以股内侧肌最为重要，其肌力比其余三者强，如伸膝动作的最后 $10°\sim15°$ 要靠股内侧肌的肌力来完成，若此肌无力可以造成主动伸直膝关节困难。

膝关节的滑膜结构复杂，熟悉滑膜囊的解剖，对诊断关节肿胀和积液有重要意义。膝关节滑囊炎比其他关节多见。经常发生滑囊炎的滑囊有，前方4个：①髌前滑囊（皮肤与髌骨前面之间）；②髌下滑囊（髌韧带与胫骨前上方之间）；③胫前浅滑囊（皮肤与胫骨结节下部之间）；④髌上滑囊（股四头肌与股骨下端之间在髌骨上方约5cm处，与滑膜前上隐窝相通或融合）。外侧方4个：①腓肠肌外侧滑囊（滑膜与腓肠肌外侧头之间，常与关节相通）；②股二头肌滑囊（股二头肌腱与腓侧副韧带之间）；③腘肌腱与股骨髁间滑囊；④腘肌腱与外侧副韧带间滑囊。内侧方4个：①腓肠肌内侧滑囊（滑膜囊与腓肠肌内侧头之间，与关节相通，并延伸至半膜肌腱与腓肠肌内侧头之间）；②鹅掌滑囊（缝匠肌、股薄肌、半腱肌与胫侧副韧带之间）；③半膜肌腱与胫骨上端间滑囊（延伸至半膜肌腱与胫侧副韧带之间）；④半腱肌与半膜肌肌腱之间滑囊。膝关节的前部受股神经肌皮支、闭孔神经前支及隐神经支配；后部由坐骨神经及其分支胫神经、腓总神经及闭孔神经后支支配。隐神经支支配膝关节前内侧，分出髌下支至髌前下方皮肤；股间肌支支配髌上部；股外肌支支配膝前外部，这些分支又互相吻合并重新分布。闭孔神经支支配膝关节囊之后内侧，胫神经支支配膝关节囊之后侧，腓总神经支则分布于关节囊之前外侧。返回支分布于胫骨前外面及胫腓近侧关节，小分支支配髌下脂肪垫及其邻近的关节囊。

二、膝部的检查

(一)视诊

1. 步态

观察患者步态及下蹲时有无异常。

2. 有无畸形

正常成年人膝关节可有5°过伸，女性可有10°以上过伸。男性可有5°～10°的生理性外翻角。

检查患者膝部是否有畸形时常嘱患者取站立位。常见膝关节畸形如下。

(1)膝内翻畸形，又称"O"形腿。两侧踝关节并拢时，两侧膝关节不能并拢。膝间距越大，说明膝内翻越严重。

(2)膝外翻畸形，又称"X"形腿。两侧膝关节并拢时，踝关节不能并拢，踝间距越大说明膝外翻越严重。

(3)膝反张畸形，指膝关节过伸超过5°以上。

(4)膝屈曲畸形，指膝关节不能伸直。

3. 有无肿胀

检查膝关节有无肿胀、梭形膨大等，常嘱患者取仰卧位。

膝关节严重肿胀时,如膝关节积液或滑膜增厚,膝关节前上方的髌上囊膨大,"象眼"部饱满或隆出,"象面"部轮廓不清(正常膝关节在屈曲80°位时,从前面看膝部,形似"象面",髌韧带代表"象鼻",髌韧带两侧凹陷代表"象眼",股四头肌内侧头代表"象耳")。

髌前囊发炎时,髌骨前面肿胀明显。单纯膝关节积液时,髌骨周围肿胀明显,呈马蹄状膨隆。膝关节有结核时呈梭形肿大。股骨下端和胫骨上端有骨髓炎时,膝关节呈弥漫性肿胀。

4. 股四头肌

若膝关节有器质性病变或损伤(如半月板损伤),股四头肌则很快出现失用性肌萎缩,尤其当股内侧肌萎缩时,更说明膝关节内有病变或损伤。若肌萎缩不明显,可在髌骨上缘以上 10cm 处,测量大腿周径,双侧对比,肌萎缩一侧周径减少。

5. 有无瘢痕、窦道、肿块等

若膝关节内有肿物突出,多为半月板囊肿或关节内游离体(又称关节鼠)。若胫骨结节肿大隆凸并有压痛,可考虑为胫骨结节骨骺炎。

(二)触诊

1. 压痛点

找到压痛点对诊断很有帮助。压痛点常位于髌骨边缘、髌韧带两侧"象眼"部、关节间隙、侧副韧带、胫骨结节及髁部、腓骨头等处(图 3 - 30)。若为膝关节炎,压痛点多在髌骨两侧及"象眼"部;髌下脂肪垫劳损时,压痛点在髌骨下缘关节面侧和髌韧带两侧及深面;半月板损伤时,压痛点在该侧关节间隙;内、外侧副韧带损伤时,压痛点在损伤局部或其上、下附丽点处;胫骨结节骨骺炎时,表观局部压痛、隆起。

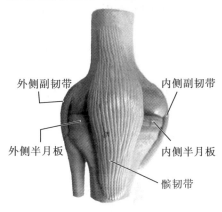

图 3 - 30 膝关节压痛点

检查髌下脂肪垫劳损的方法是：让患者仰卧，膝关节伸直，股四头肌放松，检查者一手推动髌骨向内下侧与外下侧，同时用另一手的拇指端的掌面按压髌骨下端脂肪垫，此处无关节面软骨覆盖，若有明显压痛表明髌下脂肪垫有劳损(图 3 - 31)。

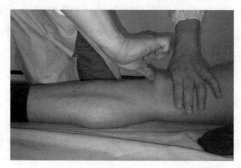

图 3 - 31　检查髌下脂肪垫方法

2. 滑膜肥厚

正常滑膜不能触到，若按摩膝关节时感到软组织增厚，就应考虑滑膜增厚的可能。任何性质的慢性炎症，均能引起滑膜增厚，但程度各异。

引起滑膜增厚的几种常见疾病，如膝关节结核，滑膜可有明显肿胀和增厚，触之有揉面感；色素沉着绒毛结节性滑膜炎，滑膜肿胀增厚；风湿性膝关节炎，滑膜可有不同程度的增厚。

3. 关节摩擦感

膝关节面不平滑、髌骨软化、关节内有游离体等，查体时可有关节摩擦感或出现摩擦音。

检查时一手握患肢小腿下端使其做膝关节屈伸活动，一手置于膝前侧触诊。如有髌骨软化，上下左右移动髌骨可有摩擦感及疼痛，髌骨研磨试验阳性。

4. 肿物

触诊检查髌上滑囊、髌骨、髌韧带两侧、关节间隙、腘窝等处有无肿物。

(1)一般性肿物：滑囊炎引起的滑膜囊肿，如髌上囊肿、髌前囊肿、腘窝囊肿和半膜肌腱鞘囊肿在腘窝部；半月板囊肿或关节内游离体，位于关节间隙，侧副韧带之前，伸膝时明显，屈膝时消失。

检查关节内游离体时，往往通过一定的关节运动及手法推挤按摩，驱使游离体滑到表面而得以触及，注意触摸游离体的大小、数目、硬度、性质等。

(2)肿瘤性包块：股骨下端和胫骨上端是骨肿瘤好发部位。骨肿瘤呈偏心性肿大，位置固定，推之不动。如骨软骨瘤呈局限性突出，表面高低不平，质地坚硬，无压痛或轻度压痛。胫骨上端巨细胞瘤触之似乒乓球感。骨肉瘤触之较软，压痛明显，皮温高。

5. 股四头肌肌力和肌张力

检查者两手分别放在两侧股四头肌上，令患者主动进行股四头肌的收缩运动并进行两侧对比，以了解该肌的肌力和张力。应特别注意股内侧肌的情况。

6. 髌骨触诊

(1)髌骨外伤时，可用指甲背面沿髌骨表面自上而下滑动或用铅笔从上而下在髌骨表面滚动，如有明显疼痛，应考虑髌骨骨折的可能。

(2)髌骨软化症的患者，应检查髌骨关节面有无触痛。嘱患者仰卧伸膝，股四头肌放松，检查者一手依次将髌骨推向内侧与外侧，另一只手依次触摸可能触及的髌骨关节面，可触到关节面不平滑并有压痛。

(三)听诊

(1)膝关节运动时的响声。当膝关节主动或被动运动时，常伴有响声出现，对诊断膝关节疾病很有帮助。如髌骨软骨炎(髌骨软化症)可在髌骨上、下、左、右移动时与股骨髁间凹(髌股关节)摩擦而产生摩擦声。滑膜炎引起滑膜粗糙不平，在股骨髁侧方可听到粗糙的摩擦音。膝关节外侧盘状软骨可在关节伸展活动中出现浊音弹响并伴有关节的震动。关节内游离体有时也可发生响声。如果关节在活动时有响声，但无疼痛及其他症状，则多无病理诊断意义。

(2)腘窝部搏动性肿物或股骨下端肿物，如动脉瘤等，应使用听诊器检查有无血流杂音。

(四)特殊检查

1. 浮髌试验

正常膝关节内有约5mL的滑液，可润滑关节、缓冲力的作用、营养关节面的软骨。当关节内有大量积液时，关节肿胀明显，肉眼可见。若有少量积液或中等量积液时，须进行浮髌试验检查。一般积液量为10mL以上浮髌试验即可呈阳性(图3-32)。

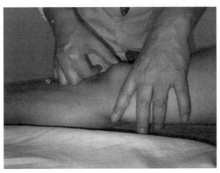

图3-32　浮髌试验

试验方法：

（1）患者取仰卧位，膝关节伸直，股四头肌松弛，检查者一手手掌虎口在髌骨上方压挤髌上囊，并用手指挤压髌骨两侧，使液体流入关节腔，然后用另一手的示指轻轻按压髌骨，若感到髌骨撞击股骨前面，即为阳性，说明积液量较少。若髌骨随着手指的按动而出现浮沉的现象，表示积液量较多。

（2）患者直立时，髌上囊的积液自然流到髌骨后方，如果股四头肌松弛，髌骨自然离开股骨滑车，这时用两个拇指分别推动两侧髌骨对比两侧感觉，如果髌骨被关节积液浮起、推动时有髌骨和股骨撞击感，即为阳性。

2. 髌骨摩擦试验

让患者自动伸屈膝关节，髌骨与股骨髁间窝摩擦而发出摩擦音并产生疼痛，即为阳性。

3. 单腿半蹲试验

患肢单腿站立，逐渐屈膝下蹲时出现膝软、疼痛即为阳性。若髌下出现摩擦音亦为阳性，本试验主要用于检查髌骨软化症。

4. 膝关节分离试验

膝关节分离试验又称侧方挤压试验、侧副韧带紧张试验。患者仰卧，膝关节伸直，检查者一手握住患肢小腿下端，将小腿外展，另一手按住膝关节外侧，将膝向内侧推压，使内侧副韧带紧张，如出现疼痛和异常的外展摆动即为阳性，表示内侧副韧带松弛或断裂，此检查可同时挤压外侧关节面，如有外侧半月板损伤，则关节间隙感到疼痛。

反之，用同样方法可以检查外侧副韧带的损伤。

5. "抽屉"试验

将患肢屈曲约30°，检查者双手握住膝部下方，向前后推拉，如小腿有过度的向前移位，表示前十字韧带断裂或松弛，反之表示后十字韧带松弛或损伤。

6. 检查半月板损伤的特殊试验

（1）半月板弹响试验。利用膝关节面的旋转动作来检查半月板有无损伤。

操作方法1：嘱患者仰卧，先使膝关节最大限度屈曲，左手固定膝关节，右手握足，尽力使胫骨长轴外旋，左手在腓侧推挤使膝关节外翻，在此外旋外翻力量继续作用的同时慢慢伸直膝关节。如果内侧有音响和疼痛，则证明内侧半月板有破裂。按上述方法做反方向运动，在膝关节内旋内翻的同时伸直膝关节，如外侧有音响和疼痛，则证明外侧半月板有破裂。小腿内旋内翻再加伸直往往是内侧半月板疼痛，反之为外侧半月板疼痛。但有时不管向内或向外，只要关节面有旋转，其疼痛始终固定于一侧膝关节间隙。

操作方法 2：患者仰卧，检查者一手握膝，放在关节间隙内侧或外侧触诊，另一手握足或小腿下端，将膝关节尽量屈曲，然后使小腿内收外旋，同时伸直膝关节，如有弹响，说明内侧半月板有破裂。反之，小腿外展内旋同时伸膝，如有弹响，说明外侧半月板可能有破裂。

膝关节极度屈曲时发生弹响可考虑后角破裂，屈曲至 90°时发生弹响，则为半月板中央破裂，至于前角破裂，原则上应在膝关节伸直位时发生弹响，但麦克马瑞认为本试验只能测知后角与中央部破裂，不能测定前角破裂。应注意与髌骨摩擦或肌腱弹拨所发出的响声相鉴别。在外伤早期（三周内）做此试验没有意义，因为膝关节伤后周围软组织损伤尚未修复，此时做此试验，不管有无半月板损伤，只要膝关节有屈伸和旋转就会产生疼痛，因此伤后早期做此试验，即使阳性，也很难判定就是半月板的损伤。

（2）Fouche 试验：患者仰卧，患侧髋、膝关节完全屈曲，检查者一手放在关节间隙处触诊，另一手握住足跟，然后使其做大幅度环转运动，内旋环转试验检查内侧半月软骨，外旋环转试验检查外侧半月软骨。与此同时逐渐伸直膝关节至微屈位，如果到一定角度时触得摩擦感，表示后角巨大破碎，低浊声提示为半月软骨内缘薄条撕裂。

（3）斯迈利（Smillie）试验：在上述半月板弹响试验中，除响声外并伴有明显疼痛者，则为斯迈利试验阳性。

（4）卢因（Lewin）试验：患者站立使足跟及足趾紧贴地面，用力屈伸膝部，健肢运动自如，但有半月板损伤的膝关节不能伸直，膝部常呈屈曲位置，伴随或不伴随疼痛，此检查可以主动进行也可被动进行。

（5）克里斯蒂安尼（Christiani）试验：嘱患者膝关节屈曲同时内旋股骨及骨盆，然后伸膝，如有内侧半月板损伤，常引起疼痛和压痛。

（6）特纳（Turner）征：内侧半月板损伤刺激隐神经的皮下支，在关节内侧产生感觉过敏或痛觉减退区，如有此症状则为阳性。

（7）凯洛格-斯皮德（Kellogg - Speed）试验：患者仰卧，检查者一手拇指压在膝关节内侧或外侧间隙（前角部位），另一手握住患肢小腿下部被动伸屈膝关节，如有固定压痛即为阳性，可能有半月板损伤。

（8）梯布瑞尔-费舍（Timbrill - Fisher）试验：患者仰卧，患膝屈曲，检查者一手拇指压于患膝内侧或外侧关节间隙上，另一手握住小腿下部做内外旋活动，如感到有一个条索状物在拇指下移动（有时伴有疼痛和小的响声）为此征阳性，可能为撕裂的半月板移动。

另一种操作方法：患者坐于床边，小腿下垂，双膝屈曲，检查者一拇指压于关节间隙前侧，相当于半月板处，另一手反复多次旋转小腿，若有半月板破裂，手指下可突然感到有物体移动，并引起疼痛。

（9）膝关节过伸试验：患者仰卧，检查者一手固定膝部，另一手握住小腿下部向上提，将膝关节过度伸展，使半月板前角受到挤压，如有疼痛可能为半月板前角损伤或肥厚的髌下脂肪垫受挤压所致。

（10）下蹲试验：又称鸭式摇摆试验。让患者站立，然后做下蹲动作，使膝关节极度屈曲，同时使患者前后左右摇摆，挤压半月板后角，如有后角撕裂，即可引起膝关节疼痛和不能完全屈膝或患者自感关节后部有尖细响声和不适感。

（11）侧方挤压试验：患者仰卧，患膝伸直，检查者一手固定膝部，另一手握住小腿的远端做内收或外展，如膝关节侧方有固定挤压痛，则表示半月板中 1/3 可能有撕裂。

（12）研磨试验：患者俯卧，检查者将膝部放于患者大腿的后侧，两手握持患肢足部，向上提拉膝关节，并向内侧或外侧旋转，如发生疼痛，表示韧带损伤；反之，双手握持患肢足部向下挤压膝关节，再向外侧或内侧旋转，同时屈至最大限度再伸直膝关节，如发生疼痛，则表示内侧或外侧半月板有破裂，并可依疼痛发生时膝关节屈曲角度来判定半月板破裂的部位，屈曲最大限度时疼痛，应疑为后角破裂，90°时疼痛为中央破裂，伸直时疼痛为前角破裂。

（13）交锁征：患者活动膝关节时，突然在某一角度被嵌顿住，使膝关节不能伸屈并感到疼痛，此现象称为"关节交锁"，当患者慢慢伸屈膝关节，往往听到一记响声，交锁解除关节又能活动。

三、膝部疼痛性疾病各论

（一）髌骨软化症

本病又名髌骨软骨炎。髌骨的髌股关节软骨面正常时平滑，厚度为 0.5～0.7cm，受到创伤或劳损后发生退行性变，软骨面发生局限性软化、纤维化，甚至剥脱，使软骨下骨板暴露，而引起膝关节慢性疼痛。

1. 临床特点

（1）受伤史：患者长期过劳，有较重的外伤史，半蹲位的扭转动作对髌骨磨损最大。

（2）膝关节痛：活动量过大、半蹲位可加重疼痛。

（3）膝关节发软不稳：在活动开始时较为明显。

（4）压痛及髌骨研磨痛：压痛多在髌骨内缘，患者仰卧，按压髌骨并转动时感疼痛。

(5)膝关节暂时性闭锁或假交锁:因髌骨软骨面不平锁于股骨髁上,掌按髌骨有摩擦音。

2. 主要体征

(1)早期膝前侧痛,活动量越大疼痛越明显。逐渐出现腘窝部及膝外侧疼痛。

(2)膝关节过伸痛是此症特点。髌骨下端及周围有压痛、腘窝部内外侧肌腱亦有压痛,以内侧多见。

(3)按压髌骨同时伸膝,可触及骨摩擦感,并出现疼痛。髌骨研磨试验阳性,单腿半蹲试验阳性。

(4)若关节出现积液,浮髌试验阳性。

DR 片显示无异常或髌骨边缘骨质增生。晚期增生,或有游离体。

(二)髌下脂肪垫劳损

髌下脂肪垫损害是引起膝关节疾病的常见原因。髌下脂肪垫(图 3-33)是介于膝关节关节囊的纤维层与滑膜层之间的脂肪组织。脂肪垫正中下方附着在髌骨尖后侧的粗糙面和髌尖后方的翼状皱襞外侧面,填充于髌骨、股骨内外髁和胫骨内外髁关节面之间的间隙,以润滑和缓冲膝关节活动时软骨面的摩擦。髌下脂肪垫肥厚可能与劳损、创伤有关,常与半月板损伤、髌骨软化症、创伤性关节炎等合并发生。

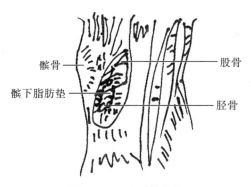

图 3-33 髌下脂肪垫

本病的主要临床特点和体征:

(1)患者常感髌下和髌韧带两侧疼痛。尤其在膝关节过伸时疼痛明显。下蹲动作困难,且可致疼痛加重,站起时亦有困难,常需扶物帮助才能站起。

(2)髌骨下端脂肪垫附丽部及髌韧带两侧有明显压痛。有时股四头肌腱在髌骨上缘附丽点部位亦有压痛。

(3)腘窝部膝关节后侧肌腱常有明显压痛。

(三)髌前滑囊炎

髌前滑囊位于髌骨前面与皮肤之间，此处若经常受到慢性刺激，易引起髌前滑囊炎，也可因外伤造成滑囊积血形成外伤性滑囊炎。

本病的主要临床特点：

(1)髌骨前方有半球形囊性凸出，其范围不超过髌骨大小。

(2)触诊有弹性，囊内有磨砂感，此为滑囊之绒毛增生所致。

(3)髌前滑囊与关节腔不相通，故不影响膝关节的屈伸。

(4)外伤性滑囊炎穿刺为淡红色液体，慢性滑囊炎穿刺为淡黄色液体。

(四)伸膝装置损伤

所谓伸膝装置包括股四头肌及其扩张部、髌骨及支持韧带和髌韧带。伸膝装置的损伤可由下列原因引起：①股直肌损伤；②髌骨上缘股四头肌腱附丽部损伤；⑧髌骨横断骨折，④髌韧带损伤；⑤胫骨结节撕裂骨折；⑥胫骨上端骨骺分离等。

本病的主要临床特点：

(1)未出现肿胀时，用示指可以扪及破裂处有一横形凹陷。若髌骨骨折即使已经发生肿胀，仍可触及断端间裂隙。

(2)损伤处有固定的压痛点。

(3)膝关节能被动伸直，但不能抗阻力地主动伸直。若伸膝装置连续性未遭受完全破坏，如无移位的髌骨骨折，患者有时尚可做主动伸膝运动。

(五)膝内侧副韧带损伤

膝内侧副韧带损伤多见于从事足球、摔跤、篮球、橄榄球及冰雪运动项目及跳跃运动的运动员。膝关节伸直位或屈曲位的外翻损伤，尤其是膝屈曲30°～50°，小腿突然外展外旋，或足及小腿固定于地面，而大腿突然内收内旋，可造成膝内侧副韧带损伤(图 3 - 34)。膝伸直位损伤，易发生在韧带的胫骨附着处；而屈曲位伴旋转易发生在韧带的股骨处，该韧带中间部的损伤，常合并半月板损伤，如膝外翻损伤，暴力还可造成前交叉韧带损伤。膝内侧副韧带、半月板、前交叉韧带同时损伤称膝关节三联损伤。单一的内侧副韧带损伤少见，往往是复合伤，损伤后如未及时正确治疗(腱未完全断裂者多见)，易形成慢性疼痛，这与韧带损伤后在修复过程中韧带和股骨内侧髁或胫骨内侧髁粘连、瘢痕形成有关。此疼痛可因瘢痕活动造成新的损伤而加重。

1. 临床特点

(1)急性损伤一般表现为膝关节急性疼痛、内侧明显肿胀、皮下淤血及活动受限。

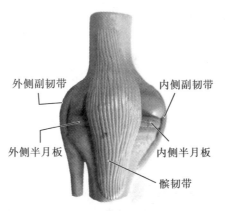

外侧副韧带　　内侧副韧带

外侧半月板　　内侧半月板

髌韧带

图 3 - 34　膝关节内外侧副韧带示意图

（2）慢性损伤时膝部内侧疼痛，活动时可加重疼痛。将患腿完全伸直受限，走路跛行，严重时不能走路，下蹲困难。在股骨内侧髁或胫骨内侧髁有时可摸到小的皮下结节。

2. 主要体征

（1）急性损伤者有外伤史，局部疼痛、肿胀、功能受限、皮下淤血，重者不能行走，关节失稳，关节内有淤血者浮髌试验阳性。

（2）膝内侧副韧带完全断裂者，关节过度外翻，局部可扣及凹陷缺损。X线示内侧关节间隙增宽。慢性疼痛者均有轻重不一的外伤史，常以小腿外翻扭伤多见。在股骨内髁和胫骨内可找到明显的压痛点，内侧副韧带分离试验阳性。

DR 检查，小腿之间夹枕，膝关节并拢，正位像可见膝关节内侧间隙加宽，有时还可能看到韧带附丽点部位撕脱性小骨片（多在股骨髁部位），更证实了内侧副韧带损伤。双膝间夹枕，小腿并拢，正位像上若看到外侧关节间隙明显增宽，表明外侧副韧带损伤或断裂。

（六）膝外侧副韧带损伤

膝外侧副韧带损伤多因暴力作用于膝关节内侧或小腿外侧，使之突然内翻而造成，单纯性损伤较少见，临床上多合并外侧关节囊的损伤，有时甚至合并腘绳肌腱、交叉韧带、半月板、腓肠肌外侧头、腓总神经、髂胫束或股二头肌等的损伤。严重时可伴有外侧关节囊、腘肌腱、腓总神经的撕裂，甚至腓骨小头撕脱骨折。

本病的主要临床特点：

（1）膝关节外侧局限性疼痛、压痛明显，若外侧韧带断裂，在断裂处有凹陷。

（2）外伤后腓骨小头附近可有肿胀、皮下淤血、瘀斑等。

（3）膝关节活动受限，走路跛行，出现活动功能障碍。韧带完全断裂者出现膝关节外侧不稳定，发生过度内翻。

(4)合并腓总神经的损伤时可致足下垂、足背和小腿外侧皮肤感觉消失或减退。

(5)小腿内翻试验阳性，以一手压住膝内侧，另一手内翻小腿，膝外侧疼痛加重。

小腿内收位双膝 DR 正位片对本病诊断价值较大，当膝外侧副韧带断裂时，伤肢膝关节外侧间隙较健侧加宽；当合并交叉韧带断裂时，膝关节外侧间隙增宽更加明显。

(七)膝关节十字交叉韧带断裂

前十字韧带离断多为膝关节过伸或强度外展损伤的结果。单纯前十字韧带离断较少见，多伴有内侧副韧带或半月板损伤，可在其上或下附着处撕脱，以合并胫骨棘撕脱性骨折者多见，有时离断发生在韧带部。

1. 临床特点

伤者感关节内有撕裂感，同时关节疼痛显著，可出现肿胀、出血、活动受限、肌肉紧张。

2. 主要查体

医者双膝夹住患足，双手握胫骨上端，并向前拉。如向前移位增多者为前十字韧带离断。但需鉴别是否因后十字韧带离断，胫骨处于后移位，才显得向前移位增大。

后十字韧带离断多发生于膝关节屈曲位，暴力加于胫骨上段前方致胫骨后移致伤，可在胫骨棘或股骨附着部撕脱伤后出现关节立即出血、明显肿胀、疼痛，活动功能丧失。有撕脱性骨折者，在腘窝处多有血肿及明显压痛。推拉试验可见胫骨向后移动增大。前十字韧带断裂较后十字韧带断裂多发，往往合并内侧副韧带损伤及内侧半月板破裂，形成所谓的三联损伤，表现为：①关节松弛不稳。②关节内积血、肿胀显著。③抽屉试验阳性。

DR 检查显示有胫骨棘撕脱性骨折片，是诊断此症的有力佐证。

(八)膝关节半月板损伤

膝关节半月板损伤者多有关节扭伤史，当膝关节处于半屈曲位站立，小腿固定不动，躯干及大腿强力外旋并同时伸直膝关节，可造成外侧半月板损伤破裂；若躯干及大腿强力内旋并同时伸直膝关节，便造成内侧半月板损伤。半月板损伤后即感到关节外侧(外侧半月板损伤)或内侧(内侧半月板损伤)剧痛，数小时后出现肿胀，一周后疼痛及肿胀减轻，但以后常反复发作。

本病患者的主要体征：

(1)膝关节外侧或内侧肿胀疼痛。可产生关节积血或积液。

(2)股四头肌萎缩，以股内侧肌萎缩最为明显。膝关节软弱无力。

(3)膝关节不稳，在下楼梯时最明显，常有滑落感。

(4)约50%患者有关节交锁征，为诊断本病的重要依据。

(5)压痛点常在外侧或内侧关节间隙的部位，检查时，轻柔地屈伸膝关节并触压关节间隙，可扪及压痛点及半月板前后活动情况。

(6)活动时关节内可发出弹响。

(7)病程较长者往往合并髌下脂肪垫及滑膜肥厚，髌下脂肪垫可有压痛。

(九)鹅掌腱弹响症

组成鹅掌的缝匠肌、股薄肌及半腱肌经膝关节内侧，止于胫骨结节内侧，约位于关节间隙下8cm处，因呈鹅掌状而得名。三肌的肌腱均可随膝关节屈伸活动而发生弹响，以股薄肌最常见，其次为半腱肌、缝匠肌。本症常见于外伤后，肌腱与深筋膜相连的纤维受到损伤，导致肌腱易于前后滑动而产生弹响；或由于胫骨上端内髁边缘外生骨疣，内侧半月板破裂突出或关节边缘骨质增生形成突起，使鹅掌腱随膝屈伸而滑动产生弹响。

1. 临床特点

(1)患者多有膝关节扭伤史。

(2)膝内侧鹅掌肌腱处可出现疼痛及压痛，膝屈伸时，肌腱滑动并伴弹响。

2. 主要体征

(1)膝屈伸时，膝内侧软组织有弹响及肿痛，常伴肢体酸痛无力。

(2)检查鹅掌部有肿胀、发硬、压痛。令患者侧卧，屈曲小腿可有弹响和滑动感，推动缝匠肌、股薄肌、半腱肌、半膜肌，可找到松动弹拨的肌腱。

DR检查，可排除骨关节疾病。出现胫骨骨疣，或关节边缘骨质增生，亦可能为阴性。

(十)隐神经卡压综合征

本病为股下段及小腿内侧弥散性持续疼痛，常因疲劳、久立、久行及大腿过伸所致。

隐神经为单纯的感觉神经，自腹股沟韧带下方股神经分出，沿缝匠肌内缘与股动静脉并行，在股内侧面上、中1/3段交界处，隐神经、股动脉、股静脉一起进入内收肌管上口，管前壁为股收肌腱板，管长6~7cm，下口称腱裂孔，开向腘窝。股收肌腱板下端有一向前开的小孔，有隐神经和膝最上动脉穿出，继续沿股内侧肌与内收大肌间沟下行至膝内侧，从缝匠肌与股薄肌肌腱之间穿出筋膜达小腿前内侧皮下，与大隐静脉同在一个鞘膜内至内踝及足内缘，司膝内侧、小腿前内侧及足内缘的皮肤感觉。

本病的主要临床特点与体征：

(1)大腿下段及小腿前内侧出现弥散性、持续性疼痛和酸困感，走路、站立、疲劳时加重，伸髋、屈膝试验可诱发大腿内下部疼痛。

(2)大腿下 1/3 段内侧的内收肌管出口腱裂孔，即隐神经出孔处明显压痛。

(十一)膝关节滑膜皱襞综合征

膝关节滑膜是全身关节滑膜面积最大的一个，滑膜皱襞是膝关节内残留的胎生遗留。脂肪垫在翼状皱襞和滑膜皱襞之间，膝关节软组织损伤、滑膜和脂肪垫受到连续性摩擦损伤，使这两种皱襞产生炎性水肿、肥厚、粘连，并使滑液的分泌、吸收代谢通道受阻，使之充血、渗出，积液不能排出，关节内压增高，淋巴回流受阻，积液日渐增多，纤维素沉淀、机化，滑膜增厚、粘连造成膝关节不稳等功能障碍。

本病的主要临床特点与体征：患者行走困难，膝关节屈伸受限、肿胀，双膝眼消失或凸出，可有疼痛和压痛点，浮髌试验阳性。

(十二)腘窝囊肿

囊肿多数与关节腔相通，也可来自半膜肌滑囊或腘肌滑囊。

本病的主要临床特点：

(1)在腘窝处有一肿物，尤其在膝关节伸直时更为明显，患者一般无自觉症状。

(2)触诊肿物有弹性，如与关节腔相通，用力按压时肿物可减小或消失。

(3)透光试验阳性。

(4)肿物穿刺可以抽出浅黄色黏液。

(十三)腓肠豆综合征

腓肠豆综合征是因膝关节腓肠豆骨(即小豆骨)周围组织的无菌性炎症而引起的以膝关节后外侧反复疼痛为主要表现的病症。腓肠豆位于腓肠肌外侧尖的前面，借助于夏贝氏纤维与腓肠肌肌腱及膝关节后侧与韧带相连。其功能在于促进肌腱的滑动，增强肌肉收缩的功能。外伤和劳损累及该部位可引起腘窝区疼痛，偏于外侧。

本病的主要临床特点：

(1)患者多有外伤史，可由腘窝区遭受外力撞击或牵拉，或者劳累、肢体位置反复剧烈变化或长时间压迫等引起。

(2)腘窝疼痛以外侧居多，伸膝时疼痛。

(3)膝关节略屈曲，腓肠肌放松，有时可触到小豆骨增大，压痛明显，或伴有摩擦音。

（4）当腓肠豆骨引起腓总神经受压时，可表现为踝及足趾背伸困难，垂足跛行。常在急剧屈膝后或因腘窝长期压迫而发病，小腿及足背外侧感觉迟钝或麻木。腘窝腓肠肌外侧头处压痛，可沿腓总神经放射至小腿。肌电图可提示腘窝部神经有受损表现。

DR 片显示小豆骨增大，或硬化增生，偶见骨折或位置不定。

第九节　踝及足部疼痛性疾病

一、踝及足部功能解剖

踝关节系由胫骨和腓骨的下端与距骨滑车组成。胫骨远端内侧突出部分为内踝，腓骨远端突出部分为外踝，胫骨远端后缘唇样突出称为后踝，合称三踝。内踝和胫骨下端覆盖距骨内侧的 2/3，外踝仅覆盖距骨外侧面，外踝较内踝长，限制了足外翻活动，故踝关节内翻型损伤较多见。踝关节的主要运动功能为背屈和跖屈，内收和外展运动极少。

踝关节囊的两侧有韧带加强，胫侧副韧带（三角韧带）比较坚韧，腓侧副韧带比较薄弱，有三束，前束（距腓前韧带）、内束（跟腓韧带）、后束（距腓后韧带）。这也是踝部内翻扭伤多见的原因之一。其中距腓前韧带最易受伤。踝部深筋膜除在肌腱通过的部位增厚形成支持带约束肌腱外，还有间隔附着于骨骼，形成纤维骨管。在内踝后方，分裂韧带增厚可以压迫踝管内的结构而产生临床症状，称为"踝管综合征"。外踝后方的纤维骨管内有腓骨长、短肌腱通过，可发生"狭窄性腱鞘炎"。踝前方有三个纤维骨管：内侧管有胫前肌腱通过；中间管有伸拇长肌腱、胫前血管和腓深神经通过；外侧管有四条伸趾长肌腱和第三腓骨肌通过。判断肌力时常常在此处触诊相应肌腱的张力。足的功能是支持体重、站立和在行走、奔跑时推动躯干向前。足部骨骼排列成两个纵弓（内侧纵弓和外侧纵弓）和一个横弓。足弓主要依靠足底的韧带、筋膜、肌肉来维持。足弓具有一定程度的弹性，适于支撑体重，并有利于站立和行走。足纵弓的高度为患者坐位时自舟骨结节最突出点垂直至地面的距离。纵弓高度，青年男性为 1.5～3.5cm，青年女性为 1.5～3.1cm。足横弓由跗骨和跖骨构成，为拱桥状。足横弓的宽度，男性为 6.6～9.8cm，女性为 6.3～8.8cm。足弓可因先天性畸形或后天性疾病、外伤而增高或减低。足弓的改变是足部疾患中的一个重要部分。

附　足弓指数的测量

足弓指数为测定足弓的方法,除了目测之外,还要测定足弓指数,即用量尺测出足的高度(从地面至足背面最高处)和长度(从足跟后缘至最长趾的末端),将足的高度除以足的长度再乘以100,所得数据即为足弓指数,正常足弓指数在31～29范围内,轻度平足为29～25,25以下者为严重平足。测量公式:

$$足弓指数 = \frac{足高度}{足长度} \times 100$$

当两足站立在一个平面上,身体重量主要落在两足的跟骨和第1及第5跖骨头上,足跟负重50%,姆趾和小趾球部联合负重约50%,正常足部无论在站立或运动时,均起支持作用。

足部的关节中,以距跟关节、距跟舟关节和跟骰关节最为重要。在功能上三个关节相互联系,负责足的内翻和外翻运动。当行走在不平坦的路面上,中跗关节的功能尤显重要。

足部有很多肌腱附着,如腓骨短肌腱附着于第5跖骨基底部,该肌强烈收缩时可以引起第5跖骨基底骨折,此类骨折在足部扭伤时常见。

足背动脉为胫前动脉的延续,可通过触诊足背动脉搏动情况来判断患肢和足部的血运情况。

二、踝及足部的检查

(一)视诊

1. 腱鞘炎或腱鞘囊肿

足背或内、外踝下方肿胀多为腱鞘炎或腱鞘囊肿;跟腱附丽于跟骨结节处肿胀,多为类风湿性关节炎或跟腱周围炎;第2、3跖趾关节背侧肿胀多见于跖骨头软骨炎;第5跖骨头肿大可能是滑囊炎。

2. 骨质隆起

常见的骨质隆起,通过视诊即可做出初步判断,如舟骨结节处异常高出,多因副舟骨内侧移位所致。另外,还有肿瘤性隆起,如骨软骨瘤等。

(二)触诊

(1)压痛点:跖痛症在第2和第3跖骨头跖侧有压痛。跖骨头软骨炎的压痛点也多在第2或第3跖骨头。第2、3或第4跖骨干有压痛可能是行军骨折,姆囊炎的压痛多在第1跖骨头内侧。跟骨上的压痛点对疾病的诊断很重要,如果压痛在跟腱上,则病损在跟腱或腱旁膜,常伴肿胀和摩擦音;若压痛在跟腱的止点处则可能是跟腱后滑囊炎；在跟部后下方可能是赛渥病；在跟骨的跖面正中偏后可能为跟骨棘或脂肪垫部位的病症；靠前部可能是跖腱膜处的病症；跟骨本身病变的压痛点在跟骨的内外侧。内外踝的直下方两侧有压痛可能是距下关节疼痛，若做内外翻的动作疼痛加重即可证实。

（2）检查跟腱张力：触摸踝关节背屈的活动情况是否受限。

（3）检查跖腱膜是否松弛（如扁平足）或挛缩（高弓足），以及跖腱膜附着于跟骨处有无压痛。

（4）触摸足部皮肤温度及足背动脉的搏动，检查足趾的毛细血管，判断血运情况。

(三)特殊检查

（1）足内、外翻试验：足内翻及外翻时若发生疼痛，说明内侧或外侧韧带损伤。

（2）跟骨叩击试验：检查者握拳叩击跟骨，如有疼痛发生说明踝关节损伤。

（3）跖骨头挤压试验：检查者一手握患足跟部，另一手横行挤压 5 个跖骨头，若出现前足放射样疼痛即为阳性，可能为跖痛病。

三、踝及足部疼痛性疾病各论

(一)踝关节外侧副韧带损伤

踝关节扭伤在临床上很常见，因踝关节解剖生理的特点，内翻型损伤多发，主要为外侧副韧带损伤。患者多有明显内翻型扭伤史。

患者的主要体征：

（1）走路跛行。

（2）轻者外踝下方有肿胀、压痛，稍重者踝关节内外侧均有肿胀、压痛。

（3）若韧带完全断裂，除肿胀、压痛明显外，患者还可能出现皮下瘀斑、关节功能障碍。

（4）韧带完全断裂，可在断裂处扪及断端凹陷。踝关节被动内翻活动时可出现踝关节松弛感或距骨的异常活动。

(二)踝关节内侧副韧带与胫腓韧带损伤

踝关节在外翻外旋性暴力作用下，极度外翻外旋，而造成内侧副韧带及下胫腓韧带损伤或断裂。

患者的主要体征：

（1）踝关节呈外翻外旋畸形。外踝较为突出，踝关节宽度增加。

（2）局部肿胀，压痛明显，向内侧压挤外踝时似有弹动感，挤压时胫腓骨下端分离减小，松之分离加大。

（3）踝关节功能障碍。

（三）踝管综合征

踝管综合征是由于踝管狭窄致使管内的胫后神经和血管受压而引起的一种以足底部阵发性麻木、疼痛为主要特点的病症。

1. 解剖

踝管又称跖管、附管，是进入足底之门户，位于内踝后下方，系由骨纤维组织构成的一条管道（图3-35），其浅面为分裂韧带（又叫屈肌支持带），深面为距骨、跟骨及关节囊组成的弓状面。分裂韧带斜跨于胫骨内踝和跟骨结节之间，自该韧带深面向跟骨发出间隔，将通过该管的各肌腱与血管神经分成4个骨纤维管道。在管内由前向后排列有胫骨后肌腱、趾长屈肌腱、胫后血管、胫后神经及姆长屈肌腱。其中胫后血管与神经位于一个鞘管内（位置稍深），胫后神经在踝管内或穿出踝管后分出跟神经至足跟内侧，再分为足底内侧神经和足底外侧神经2个终支。

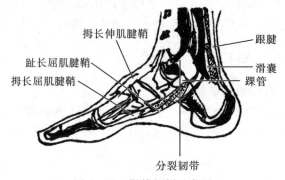

图3-35 踝管解剖示意图

2. 病因

踝关节踝管基底不平整，扁平足、跟骨畸形使足的姿势变异，局部肿物，如腱鞘囊肿、神经鞘瘤、骨疣、骨质增生、关节的扭伤、韧带撕裂、腱鞘炎、血肿、感染等各种原因，均可使踝管容积变小而压迫胫神经和胫后动脉与静脉，使其支配区的血供、神经功能发生障碍。踝管内的胫神经在距骨内侧结节处明显变扁，踝管变浅，且其血管神经鞘膜又连于屈肌支持带和跟骨距骨后突内侧结节，更加限制了踝管有限容积的向外扩展性。因此，任何增加踝管内压力的因素，都可压迫或刺激胫神经和胫后动、静脉而产生症状。踝管是一个无弹性的骨纤维管道，管内压力增高即可压迫胫神经及其上的微血管，使神经发生功能改变。短时的压迫与缺血产生的症状，经治疗可缓解；长期持续性压迫，神经将发生髓鞘的退行性变而出现肌肉乏力、麻木、萎缩，恢复较困难。

3. 临床特点

(1)久站、久行后，内踝后方及足底出现酸痛、麻木，休息后减轻。踝关节易疲劳。

(2)症状较重时，出现足底灼痛、麻木或走蚁感，以夜间较重，起床后减轻。足跖面的灼痛可放射至小腿内侧及膝。

4. 主要体征

(1)随病程发展，感觉异常症状持续存在且明显，足趾活动也渐无力。

(2)严重病例可产生足底血管营养障碍的表现，如足底内侧及足趾皮肤干燥、发凉、苍白，血管搏动减弱或轻度发绀，趾甲变形、失泽、变脆，汗毛脱落及足内在肌轻度萎缩等。

(3)检查可见内踝后部饱满、有胀硬感或胫后神经呈梭形肿胀。

(四)跟腱滑膜炎

跟腱无腱鞘，其周围结缔组织称腱旁膜，是小腿筋膜的移行部分。劳损可以引起腱旁膜炎症反应。此病与外伤和剧烈运动有关。

患者的主要体征：

(1)走路时跟腱疼痛，沿跟腱走行部位有压痛。

(2)当跟腱滑动时触诊有握雪样摩擦感。

(五)跟骨皮下滑囊炎

跟骨结节跟腱附丽点前后方各有一个滑囊，为跟前囊及跟后囊，跟后囊位居皮下，即跟骨皮下滑囊。本病的发生与外伤或劳损、穿着不合适的鞋、做剧烈弹跳运动等有关。

患者的主要体征：

(1)局部肿胀，软组织增厚，局部皮肤颜色呈暗红或暗紫色。

(2)局部压痛，若滑囊有积液，可扪及波动感。足背屈时疼痛加重。

(六)跟垫炎

跟垫炎为跟骨跖面负重部位软组织（包括脂肪组织）因劳损或外伤而引起的慢性炎症反应，也称跟骨垫炎，多发于体质较胖或虚弱的中老年人。另与长期行走等有关。

患者的主要体征：

(1)跟垫外观无明显异常，不红不肿，但站立、走路时跟骨跖面负重部位疼痛，负重时疼痛加重，走路跛行。

(2)跟骨垫部位有 1 个或 2～3 个明显压痛点。最常见的压痛点在跟骨跖面结节内侧。

(七)跖神经疼痛综合征

本病为跖神经趾间分支受压或受到刺激而产生的局限性退变及周围纤维组织增生所致的足底部疼痛。

临床主要特点和体征：足底前部疼痛和感觉异常，走路和站立时疼痛出现或加剧，尤其是穿着不合适的鞋时更明显。疼痛多位于局部，同时向相应的趾端放射，呈刺痛、刀割样痛或灼痛性质，以致患者往往被迫休息，迅速脱去鞋子加以揉搓受累足趾。在临床查体时用力握捏足部时疼痛可出现。

(八)跟骨骨刺

跟骨跖面结节处有骨刺样的骨质增生称跟骨骨刺，外伤或劳损可引起骨棘部滑囊炎而产生临床症状。疼痛部位与骨刺部位一致。大多数跟骨骨刺患者没有临床症状，只有小部分患者有症状，因此跟骨骨刺不是产生疼痛的直接原因。

患者的主要体征：

(1)跟骨外观无异常，站立、走路、负重时疼痛，疼痛重者走路跛行。

(2)触诊时有时可扪及骨性突出物，骨刺局部有明显压痛。

DR 检查，侧位片上可见跟骨骨刺，尖端朝向足底前方。

(九)副舟骨畸形

副舟骨为一种先天性畸形，并不一定引起疼痛，往往因胫后肌附着的舟骨粗隆部出现无菌性炎症病变而发生疼痛，进而影响行走和站立。通过舟骨粗隆部软组织小针刀松解手术，可缓解症状。

主要体征：DR 检查，可见舟骨内后侧有一圆形或椭圆形骨块，边缘整齐，直径 0.5～1.5cm，需与舟骨骨折相鉴别。

(十)跖腱膜炎

本病主要为足底筋膜因反复损伤形成的无菌性炎症所致。

患者的主要体征：

(1)跖腱膜部位有明显压痛，并可扩大到足跖部。

(2)影响患者的站立和行走，疼痛呈酸困样。

(3)患者踮脚站立后可出现症状。

DR 检查，跖腱膜的跟骨结节附丽点处可能有钙化影，比跟骨骨刺小而平。

(十一)跗骨窦综合征

跗骨窦综合征主要为踝内翻损伤的合并症。

1. 解剖

跗骨窦由距骨沟和跟骨沟组成。距骨沟位于距骨跖面的中、后跟骨关节面之间，由内后斜向前外侧；跟骨沟位于跟骨上面中部的后距骨关节面的前内方；两沟相对构成跗骨窦。窦口位于踝的前下方。窦内含有骨间距跟韧带、脂肪垫和距跟关节滑膜，并有一滑囊，称跗骨窦滑囊，位于骨间距跟韧带与距跟前韧带之间。

2. 病因

本病可因踝关节内翻使窦内软组织发生无菌性炎症、变性和挛缩所致，也可因窦内韧带损伤愈合后形成的瘢痕或韧带过度紧张所致。本病伴随的小腿和足部感觉异常、发抖等，可能为软组织病变引起的自主神经功能紊乱所致。随疼痛消失，这些症状也随之消失。

临床特点与主要体征：患者踝部内翻扭伤的肿痛消失之后，可出现小腿外侧与外踝前下方的疼痛。

第四章　周围血管疼痛性疾病

　　周围血管疾病是临床的常见病、多发病，且近年发病率越来越高。其特点为进展缓慢，病程长，痛苦大，致残率高。临床主要表现为肢体的疼痛和感觉障碍。疼痛以间歇性跛行和静息痛为主，性质多为痉挛性剧痛，亦可表现为钝痛，有乏力、紧张和压迫感，其疼痛和运动、体位、温差有明显关系。形成疼痛的原因主要是供血不足、回流障碍、循环异常。周围血管疾病的病种很多，一般分为动脉疾病、动静脉联合病、静脉疾病三大类。临床常见的有：动脉硬化性闭塞症、多发性大动脉炎、急性动脉栓塞、雷诺氏病、血栓闭塞性脉管炎、血栓性深浅静脉炎、静脉曲张等。由于以下四种周围血管疼痛性疾病在疼痛科临床有独特的诊疗手段，故做如下特别介绍。

第一节　血栓闭塞性脉管炎

　　血栓闭塞性脉管炎，简称脉管炎，是常见的周围血管疾病之一。多发于男性青壮年，病变主要累及四肢的中小动脉、静脉、浅静脉。病理变化特点为血管壁的节段性、非化脓性炎症及腔内血栓形成，以至血管腔闭塞致使肢体缺血引起疼痛，病程呈周期性发作。

　　脉管炎的病因至今尚不明确，认为与吸烟、寒冷、性激素、外伤、自身免疫及血液凝固性增高等因素有关。其病变特点为：主要侵犯下肢的中小动脉，血管壁的炎性反应为非化脓性，病变后期，血管壁及周围组织呈广泛纤维化，在血管闭塞的同时，可逐渐建立侧支循环。

一、临床特点

1. 疼痛

疼痛是本病最突出的症状。疼痛的发作主要有下列两种情况：

（1）间歇性跛行：其特点为当患者行走一段路程后，小腿或足部发生胀痛或抽痛，迫使患者止步，休息片刻即缓解，若再行走又复出现，这种症状称为间歇性跛行，多见于病程早期。

（2）静息痛：为病情发展到一定阶段的表现，肢体处于休息状态时，疼痛仍不止。这种疼痛非常剧烈，疼痛评分可达 9 分，经久不息，疼痛特点是夜间尤其剧烈，肢体抬高时加重，下垂后减轻。患者常屈膝而坐或将患肢下垂于床旁，彻夜不眠。此多为发生溃烂坏疽的先兆。若合并感染，则疼痛更剧烈，患者往往有截肢欲望。

2. 发凉怕冷

患者自感患肢发凉怕冷，触之皮温明显减低。

3. 感觉异常

患肢可出现针刺、烧灼、酸胀或麻木等异常感觉。

二、主要体征

1. 肤色改变

初期患肢肤色多苍白，抬高患肢后更明显，继之转为紫绀色，到病程后期皮肤可变黑。

2. 营养障碍

患肢皮肤干燥，汗毛脱落，腿或足部肌肉萎缩，趾甲生长缓慢、增厚变形。严重者肢体末端发生溃疡或坏疽。

3. 动脉搏动减弱或消失

患肢的足背动脉或胫后动脉搏动减弱或消失。

4. 坏疽和溃疡

到病程后期，若病变控制不佳，可演变为坏疽和溃疡，坏疽多为干性，常继发感染并致溃疡。

三、临床分期

根据临床表现的轻重，可将病程分为三期。

1. 局部缺血期

局部缺血期为病程早期。患肢发凉怕冷，伴麻木、酸胀、疼痛，间歇性跛行，皮色苍白、皮温低，足背动脉、胫后动脉搏动减弱或消失，可伴有游走性血栓性浅静脉炎。

2. 营养障碍期

营养障碍期为病程中期，属疾病的发展阶段。疼痛转为静息痛，夜间尤甚，患者常取患肢屈曲抱足而坐，或时而患肢垂下床缘，彻夜不眠。患肢足部不出汗，趾甲增厚变形。患肢皮肤干燥，呈潮红或紫红色，汗毛脱落，小腿肌肉萎缩。足背及胫后动脉搏动消失。

3. 组织坏死期

除一、二期的表现外，患肢可因严重缺血而发生坏疽或溃疡，多发生于足趾或足部，初始多为干性，继发感染后转为湿性。患足趾溃烂坏疽后，疼痛更剧，患者常昼夜抱足而坐，肢体下垂后疼痛可缓解。但继之则伴有肢体肿胀、淤紫。病久，患者体质渐差，部分患者可伴有贫血等。

肢体坏死根据其部位的不同又分为三级：Ⅰ级，坏疽、溃疡只位于趾(指)部。Ⅱ级，坏疽、溃疡延及趾跖(掌指)关节或跖(掌)部。Ⅲ级，坏疽、溃疡延及足背(掌背)或侵及跟踝(腕关节)、腿部。如患者有糖尿病及全身营养不良，其坏死、溃疡程度更为严重，治疗效果极差，预后也很差。

四、鉴别诊断

1. 动脉硬化闭塞症

该病患者年龄较大，男女均可发病，发病年龄多在 50 岁以上，病变常发生于大中型动脉，如腹主动脉分叉处及髂股动脉等，常伴有其他主要脏器的动脉硬化症，如脑动脉硬化、冠状动脉硬化及肾动脉硬化等，且常伴有高血压、高脂血症及糖尿病等。DR 片或可显示腹主动脉等处有不规则钙化阴影。动脉造影则示动脉呈扭曲、伸长、管腔不规则狭窄或节段性阻塞。该病很少伴有游走性血栓性浅静脉炎。

2. 结节性动脉周围炎

本病也主要侵犯中、小动脉，肢体可出现类似脉管炎的缺血症状，皮肤可发生紫斑或坏死。患者还常伴有乏力或发热，其血沉增快、血清丙种球蛋白增高，病变广泛，常累及肾、心、肝、胃、肠道等，行活组织病理检查可确诊。

3. 雷诺氏病

本病为一种末梢血管舒缩功能紊乱性疾病，多见于青年女性，发病部位多为手指，也可侵及足趾，常呈对称性发病，临床表现为指(趾)阵发性苍白—发绀—潮红—正常，患肢动脉搏动正常，很少发生坏疽。只有极少数患者在病程后期出现指(趾)局限性浅表性溃疡或坏疽。

4. 大动脉炎

该病多见于青年女性，常同时累及多处大动脉。累及颈总动脉、无名动脉时则出现头部缺血表现，如头晕、头痛、视物昏花等，在颈部可听到收缩期杂音；累及无名动脉或锁骨下动脉时，则出现上肢供血不足表现，如麻木、酸胀、发凉、乏力、肌肉萎缩、无脉等，上肢血压测不到，在锁骨下可听到收缩期杂音；累及胸、腹主动脉时，可产生下肢供血不足症状，如发凉、麻木、间歇性跛行等，在胸背部及腹部可听到收缩期杂音；累及肾动脉，可产生肾血管性高血压。此病一般不发生坏疽，疼痛也不明显。

5. 糖尿病性坏疽

凡是出现肢体坏疽的患者，都应注意其是否患糖尿病，尤其是老年患者。糖尿病坏疽临床多有"三多一少"的全身症状，即多食、多饮、多尿和消瘦。实验室检查血糖增高，尿糖阳性。其坏疽多发展迅速，为湿性坏疽。

6. 动脉栓塞

该病多为心脏病的并发症。表现为肢体骤然剧痛，皮肤苍白、冰凉如死尸，可有瘀斑，肢体感觉及运动功能丧失，动脉搏动消失，远端出现坏疽，且发展极快，范围大，短时间即可累及足部及小腿或手部及前臂。

第二节　急性动脉栓塞

急性动脉栓塞是指栓子自心脏或近侧动脉壁脱落，或自外界进入动脉，造成动脉血流阻塞而致肢体或内脏器官缺血以至坏死。临床上分为内脏动脉栓塞与周围动脉栓塞，本节主要阐述周围动脉栓塞。栓塞时患肢主要表现为疼痛、苍白、厥冷、麻木、运动障碍及动脉搏动减弱或消失。该病起病急骤，进展迅速，病情严重，预后欠佳，致残率高。

动脉栓塞的病因主要与心血管疾病所导致的栓子脱落有关，其病理变化首先是动脉局部病理改变，表现为动脉痉挛、动脉退行性变和继发血栓形成，其次表现为栓塞对受累肢体的影响，对心脏及全身的影响。

一、病史

本病多见于风湿性心脏病及冠状动脉性心脏病患者，当发生心房纤颤时，血栓脱落并进入更细小的动脉，造成血流受阻。

二、临床特点

1. 疼痛

患肢突然发生剧烈的疼痛是本病最早出现的也是最主要的症状。患病初期多为锐痛，但少数患者可仅感酸痛、钝痛，也可表现为不明显的疼痛。其症状多从栓塞部位向远处延伸，活动时疼痛加重。

2. 感觉和运动障碍

栓塞部位远端可出现麻木或感觉丧失，近端出现感觉过敏区或减退区，可有针刺样感觉，同时还可伴有下肢运动麻痹、肌力减弱等运动障碍。

三、主要体征

1. 皮肤苍白

由于患肢局部组织缺血，皮肤呈蜡样苍白。但若皮下浅层血管仍有少量血液存留，则亦可见青紫色斑块，久之则坏死呈紫黑或青紫色，以肢体远端最为明显。

2. 厥冷

由于动脉供血障碍，静脉干瘪，肢体供血减少，皮肤温度明显降低，触之冰凉，受累肢端皮温降低尤为明显，且界限清楚。

3. 动脉搏动减弱或消失

动脉栓塞处多有压痛，栓塞部位以下的动脉搏动减弱或消失。

四、鉴别诊断

1. 动脉血栓形成

动脉血栓形成的临床症状和体征与动脉栓塞颇相似，但两者的病理过程不同，动脉血栓多是在原有动脉病变的基础上继发形成，其特点如下。

(1)有慢性肢体缺血的临床表现及体征，如肢体麻木、怕冷、间歇性跛行、指(趾)甲增厚、肌肉萎缩等。

(2)起病缓慢。

(3)DR 摄片可显示血管壁钙化及骨质疏松。

(4)动脉造影可见受累动脉壁粗糙、变细、扭曲及节段性阻塞。

2. 急性深静脉血栓形成

本病由于患肢高度肿胀，使动脉受压反射性痉挛而发生皮温低、色苍白、动脉搏动减弱或消失的症状，易和动脉栓塞相混淆。但本病的上述缺血症状会很快消失，患者皮温逐渐升高，皮色变紫或正常，动脉搏动恢复。另外，本病患者的肢体有水肿，按之凹陷，腹股沟或小腿压痛明显，与动脉栓塞不同。

第三节 红斑性肢痛症

红斑性肢痛症是一种原因不明的末梢血管神经功能紊乱性疾病，以肢端红、肿、热、痛为临床特征。临床分为原发性和继发性两类。

红斑性肢痛症的病因病理尚不明了。有人认为与血管运动中枢功能紊乱、交感神经功能紊乱、肢端皮肤物理性温热过敏、周围循环中血清素增高、皮肤中某些有害因子(如紫外线照射)等有关。原发性红斑性肢痛症属血管扩张性疾病，而继发性红斑性肢痛症则多由真性红细胞增多症、恶性贫血、痛风、类风湿性关节炎等免疫系统疾病和糖尿病等内分泌系统疾病引起。近年发现其与精神紧张和营养不良有关。

一、病史

患者常有反复的肢体末端阵发性烧灼样剧痛，遇冷疼痛减轻的病史。

二、临床特点

本病的典型症状为局部红、肿、热、痛。发作时皮肤呈潮红色、微肿，局部有烧灼感或刺痛，皮肤感觉过敏，皮温增高，多汗。此病少见，多发于双足，且为对称性，病程较长，可持续数年。当遇冷或肢体静止、抬高时疼痛缓解，而遇热或肢体活动、下垂时症状可加重，严重时患者抱足而坐，使用止痛药无效。

三、鉴别诊断

1. 红皮病

该病常由湿疹、脂溢性皮炎、银屑病、药物过敏等引起。其临床特点为手掌或跖底皮肤细嫩、鲜红，多有感觉过敏和轻度疼痛，但局部皮温多不高，浸入热水中有舒适感觉。

2. 自主神经痛

本病主要由各种急、慢性感染，变态反应，维生素缺乏，内分泌疾病等引起的神经炎及外伤后导致的灼性神经痛引起。其临床表现较为复杂，多以疼痛为主要症状，还可伴有皮温升高或降低、多汗或无汗等自主神经功能紊乱和营养障碍之征，但皮色多无改变或变苍白。根据这些特点不难与红斑性肢痛症鉴别。

3. 肢体蜂窝织炎

该病也可引起局部红肿和疼痛，皮肤温度升高等。但本病的疼痛为持续性，红肿无明显界限，中央部的颜色较周围深。常伴有不同程度的全身症状，如恶寒、发热、血白细胞增高等，还可并发淋巴结炎和淋巴管炎。

第四节　雷诺氏病

雷诺氏病是一种在寒冷等刺激下引起的指(趾)动脉痉挛而导致肤色依次

出现苍白、发绀、潮红，然后再恢复到肤色的一组症候群。此过程中患病部位同时伴有局部发凉、麻木、针刺样疼痛等不适。

一、病因

本病病因尚未明确。但寒冷刺激是其发病的重要因素，因为所有病例发病均与肢端受凉有关，且寒冷地区该病的发病率也偏高。此外，本病的发生还可能与遗传因素有关。

二、临床特点

受累肢端主要于小指和无名指的指尖开始，然后波及整个手指甚至手掌。局部加温、揉搓及挥动上肢后可使疼痛不适症状减轻。在此过程中，桡动脉、尺动脉的搏动正常。

本病发病初期，每次发作持续数分钟，但随着病程的进展，持续时间逐渐延长，且后期可出现肢端营养缺乏、肌肉萎缩，甚至骨质疏松、指（趾）尖溃疡等。

三、诊断依据

结合以下几点可诊断雷诺氏病。

（1）寒冷刺激可诱发本病发作。肢端皮肤在发作时有间歇性颜色变化。

（2）本病好发于年轻女性，发病年龄一般在 20～40 岁。

（3）发病时一般为双手（趾）受累，呈对称性发作。

（4）少数病例后期可出现指动脉闭塞和（或）手指皮肤硬化，在指端浅表可出现溃疡或坏疽。

参考文献

［1］ LIPTON R B，STEWART W F，DIAMOND S，et al. Prev a-lence and burden of migraine in the United States：data from the American Migraine Study Ⅱ［J］. Headache，2001，41：646-657.

［2］ DICHGAN M，HERZOG J，FREILINGER T，et al. Alterations in the cerebellum of patients with familial hemiplegic migraine type 1［J］. Neurology，2005，64：608-613.

［3］ 吴承远，刘玉光. 临床神经外科学［M］. 北京：人民卫生出版社，2001.

［4］ 韩济生，樊碧发. 疼痛学［M］. 北京：北京大学医学出版社，2012.